常见病彻底图解

腰痛、膝痛

治愈顽固疼痛

主　　编　（日）黑田荣史（日本圣路加国际医院）

翻　　译　李敬平（河南中医学院外语学院）

翻译主审　杨英豪（河南中医学院亚健康研究所）

　　　　　潘万旗（河南中医学院亚健康研究所）

河南科学技术出版社

·郑州·

著作权合同登记号：图字16-2011-144

图书在版编目（CIP）数据

腰痛、膝痛/（日）黑田荣史主编；李敬平译.—郑州：河南科学技术出版社，2014.1

（常见病彻底图解）

ISBN 978-7-5349-6774-0

Ⅰ.①腰… Ⅱ.①黑… ②李… Ⅲ.①腰腿痛–防治–图解 Ⅳ.①R681.5-64

中国版本图书馆CIP数据核字（2013）第275368号

出版发行：河南科学技术出版社
地址：郑州市经五路66号　邮编：450002
电话：（0371）65788627
网址：www.hnstp.cn

策划编辑：马艳茹
责任编辑：胡　静
责任校对：王晓红
封面设计：李　冉
版式设计：孙　嵩
责任印制：朱　飞
印　　刷：郑州文华印务有限公司
经　　销：全国新华书店
幅面尺寸：140 mm×202 mm　印张：6.75　字数：123千字
版　　次：2014年1月第1版　2014年1月第1次印刷
定　　价：26.00元

治愈顽固疼痛，健步人生

大约200万年前，人类的祖先告别四足爬行，开始直立行走。可以说，人类自从直立行走之后才开始了解自我，发展文明。直立行走不仅是持续进化的人类本能的表现，也是自由精神的象征。正因如此，比起其他疼痛，妨碍人们行走的腰痛、膝痛才更让人感觉到痛苦。

腰痛、膝痛的最基本的原因是身体的老化。因为肌肉、肌腱及软骨组织老化，年轻时轻而易举的动作就会成为腰和膝沉重的负担。不过，除了组织的老化，还有其他各种可以引起腰痛、膝痛的因素。这些因素大部分都和我们的日常生活习惯有关，大家都了解这一点吗？

例如，腰围年年增大，渐渐失去锻炼的习惯，感觉坐公交车、电车比走路更轻松……有这些情况的人需要注意了。如果因过度饮食和运动不足而持续肥胖、体重不断增加的话，就会对支撑体重的腰和膝产生很大的负担，从而更容易引起疼痛。

任何人都会一天天变老。我们无法改变这个规律，但是不要忘记，我们可以通过正确的生活习惯推迟老化的进度。近年来，因为腰痛、膝痛而就医的年轻人也在增加，这种变化就是不良生活习惯导致老化进度加快的具体表现。

那么，本书对各种腰痛、膝痛疾病，特别是患者反映较多的、具有代表性的疾病，从原因、症状、治疗方法和防止复发的生活方式等方面，做了大量通俗易懂的归纳。无论是已经开始和疼痛打交道的朋友，还是腰痛、膝痛的“预备军”，都希望能够挺直腰板健步人生，本书倘若能够让您对腰痛、膝痛有正确的认识、助您永葆健康，笔者则倍感欣慰！

日本圣路加国际医院整形外科主任医生　黑田荣史

2000年7月

目录

第1章

首先来了解一下“腰”和“膝”的构造吧

腰膝痛是现代人的宿命吗?

无论是老年人还是年轻人，反映腰膝痛的人很多

恐怕没有人一生都不知道腰痛吧。而且，膝痛也多发于中年以后。也许因为这些疼痛太过普遍，大家都不去考虑它的原因和如何预防，也不去接受医生的诊断，置之不理的情况比较多。而这种情况究竟多到什么程度，也许没有一个实际概念。比方说，同“平均寿命延长了多少”或者“罹患癌症的人有多少”这些数字比起来，对于腰膝痛，人们好像只有模糊的认识。

因此，为了掌握腰膝痛的实际情况，我们首先来看一下厚生劳动省在1998年所进行的关于“针对某种症状，1 000人中有多少人反映（反映率）”的调查结果吧。

结果显示，男性反映最多的症状是腰痛，1 000人中有77.5人；第2位是肩膀酸，57.2人。女性当中反映最多的症状是肩膀酸，122.8人；第2位是腰痛，106.7人；第3位是手足关节痛，68.9人。

那么，腰膝痛通常是从什么年龄开始出现的呢?

首先，25～84岁男性腰痛排第1位，25～64岁女性

反映腰膝关节痛患者的排名状况（1998年厚生劳动省）

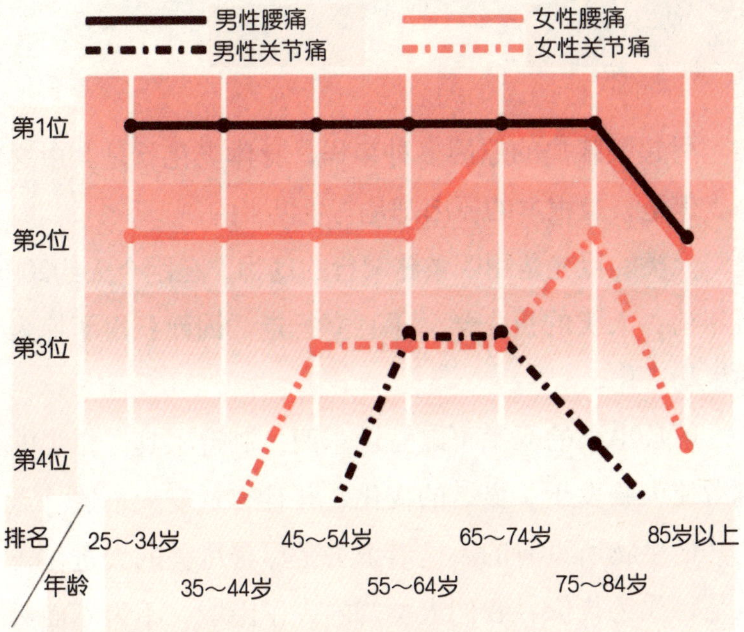

腰痛排第2位，65～84岁女性腰痛跃居第1位。此外，55～74岁男性关节痛排第3位，45～74岁女性关节痛排第3位，75～84岁女性关节痛排第2位。

只看这些数字，我们就可以明白为何称腰膝痛为“普遍症状”了。

不过，这里毕竟只是调查的数字，实际上还有很多感觉不到症状的人，如果加上这些，那么有腰膝疾病的患者更多。

支撑我们身体的骨骼

腰膝痛是人类共同的烦恼

引起腰膝痛的原因多种多样，身体老化就是其中之一。但是，最根本的原因却是与生俱来的。

人类的祖先是用四条腿爬行的动物。在距今大约200万年前，人类的祖先学会了直立行走，因而获得了惊人的生物进化。

解放出来的双手可以搬运东西、制造工具。指尖的刺激使大脑发生了显著的变化，并且容量变大，这一点是其他生物所没有的。这看上去是尽善尽美的大进化，但是，作为代价，我们人类却陷入了困境，不得不面对容易引起腰膝痛的构造方面的问题。

虽然我们变得可以直立行走，但是骨骼本身还没有发达到可以完全应对直立行走的程度。因此，即便是到了现在，身体还保存着爬行时代的痕迹，其中之一就是骨骼。实际上，这就是腰和膝等承重部位容易产生疼痛的原因。

那么具体来说，人类骨骼的什么部分还不够发达呢？详见下文。

人类开始直立行走时，骨骼发生了什么变化

大家可能认为猫、狗等四条腿的动物和人类的骨骼完全不同。其实，基本的构造大致相同，所不同的只是各自的姿势。

伴随着四条腿爬行到直立行走的转变，腰由最自然的弯曲状态开始伸展，脊椎和骨盆所形成的角度急剧变小。此外，脊椎和骨盆的连接部位变得往后弯曲。但是骨骼的基本构造和强度与爬行时代相比基本上没有变化。

伴随着进化，人类的头部由于容量的增加变得非常沉重，双手也可以拿起重物。这里，请大家再思考一下我们人类直立行走之后的情景。

在爬行时代，脊椎只被分配了使身体保持水平的任务。但是在直立行走之后，脊椎不仅要承担“头部+双手+双手所持物”的重量，还必须保持上体垂直的姿势，这是一项艰巨的任务。脊椎没有进化到能够应对这项任务的程度，这才是容易引起腰膝痛的根本原因。下面我们用图解释人体骨骼的承重结构，请参阅。

支撑人体的骨骼

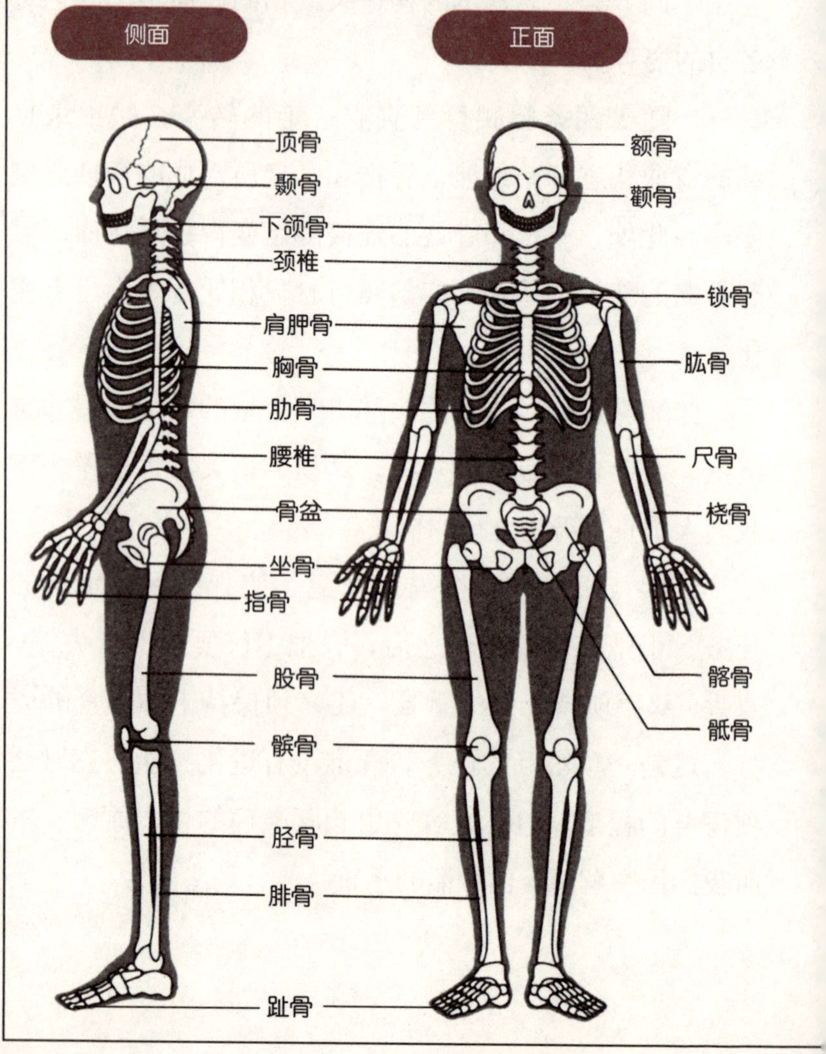
侧面
正面
顶骨
颞骨
下颌骨
颈椎
肩胛骨
胸骨
肋骨
腰椎
骨盆
坐骨
指骨
股骨
髌骨
胫骨
腓骨
趾骨
额骨
颧骨
锁骨
肱骨
尺骨
桡骨
髂骨
骶骨

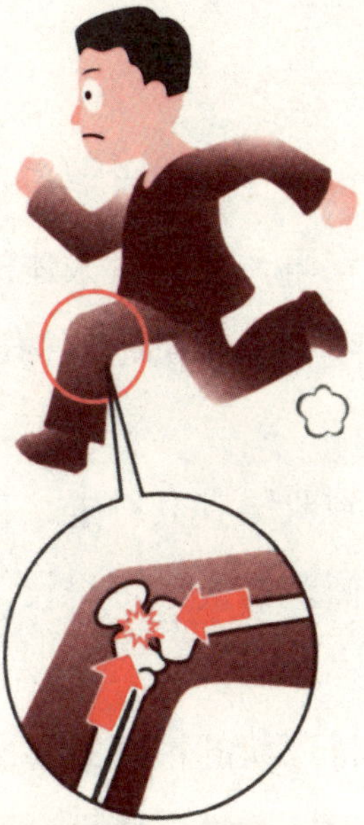

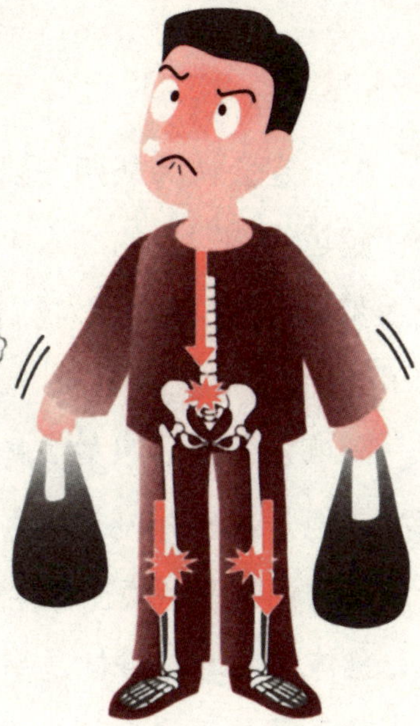

弯曲、伸展、跑步、扭曲等剧烈运动时伴随的冲击都将集中在膝关节。

“曾经由四条腿支撑的身体”＋“大容量的头部”＋“2支胳膊”＋“双手能够拿起的物体重量”，这些重量由脊椎、骨盆、腿部支撑。

因此，集中了沉重负担的腰部、腿部容易疼痛。

让我们来了解脊柱的构造和结构

支撑身体的“S”形大支柱——脊柱的构造

你一定会认为从四条腿爬行到“双腿直立行走”是一件超越我们想象的高水平的难事。其实，人体的进化是逐步完善的。这里，我们看一下人体卓越的构造——“平衡构造”。

简单来说，由四条腿爬行到双腿直立行走，稳定性减半，但是我们并没有失去平衡。虽说不可思议，但揭开谜底的秘密就隐藏在脊柱里。

身体的中心轴脊柱是呈独特形状的椎骨的集合体，成人自颅骨往下依次可分为颈椎、胸椎、腰椎、骶骨、尾骨5个部分，其中颈椎7块、胸椎12块、腰椎5块。

这24块椎骨，从正面来看笔直地排列着，但是从侧面来看，呈缓和曲线状。颈椎部分凸向前，胸椎部分凸向后，腰椎部分凸向前，曲线呈“S”形。正是这个曲线减缓了身体受到的振动和冲击，是保持直立姿势、保持平衡的秘密所在。

脊柱的“S”形构造

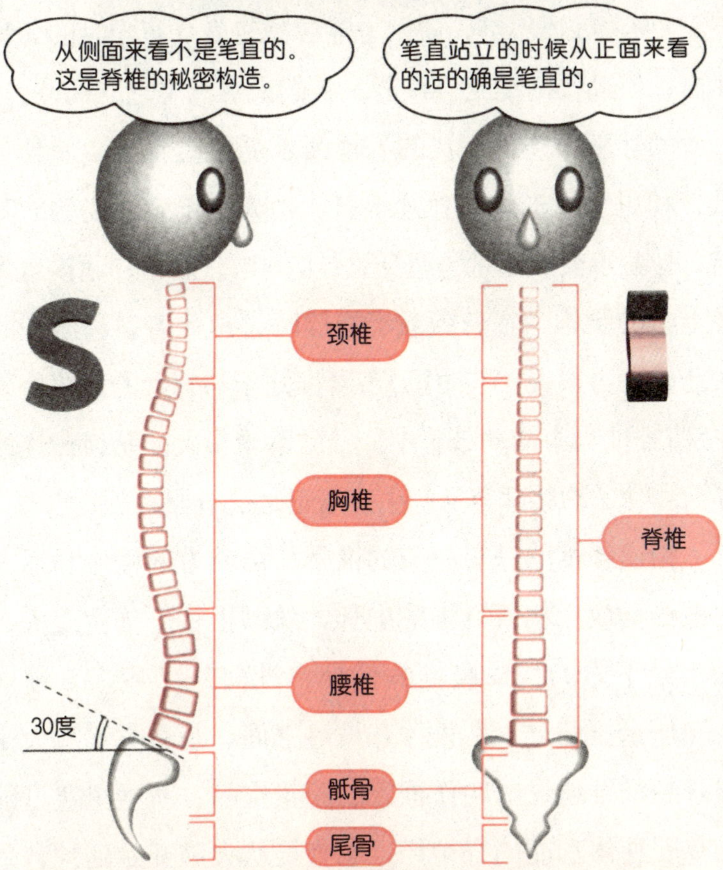

一般所说的脊椎就是由7节颈椎、12节胸椎、5节腰椎共24节椎骨连接的部分。

探索疼痛的“震源地”——腰椎的构造

人类之所以能很好地直立行走，仅有前面说的脊椎“S”形曲线还不够。腰椎也能够减轻直立行走时的各种冲击，使顺畅活动变得可能。我们来看一下它的构造。

颅骨下方连接而成的脊椎所承受的重量，由髋骨、骶骨和尾骨等构成的骨盆承担。当人处于直立姿势的时候，骨盆承受的重量为全身重量的60%。而且，紧挨着骨盆上方的腰椎，在弯腰或者扭腰时，承受着各种激烈的活动，压力很大。其中第5节腰椎处于与骨盆的连接处，在5节腰椎当中活动最集中，经常承受很大的负荷。连接脊椎和骨盆的腰部容易产生疼痛正是这个原因。

构成脊椎的一节一节的椎骨，由前方的椎体和后方的椎弓构成。构成脊椎的椎骨，从颈椎往下依次变大，处于最下方的构成腰椎的椎骨，纵向3～5厘米，横向5～6厘米。此外，在椎体和椎弓之间，是有脊髓和大量的神经纤维通过的叫作椎管的管状空隙。从这里通过的是掌管身体功能的脊神经，它直接从大脑开始延伸，是非常重要的神经。那么，腰椎凭借什么来吸收由直立行走带来的冲击力呢？

构成腰椎的椎骨

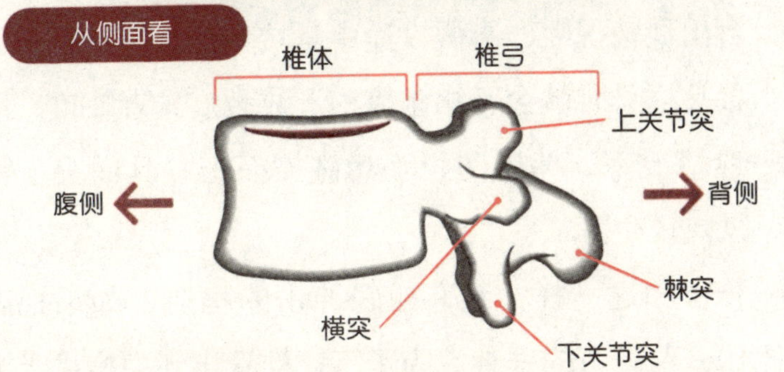
从侧面看
椎体
椎弓
上关节突
腹侧
背侧
棘突
横突
下关节突

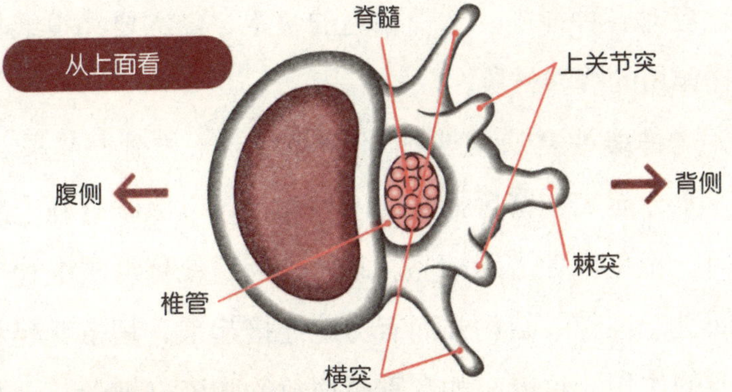
脊髓
从上面看
上关节突
腹侧
背侧
棘突
椎管
横突

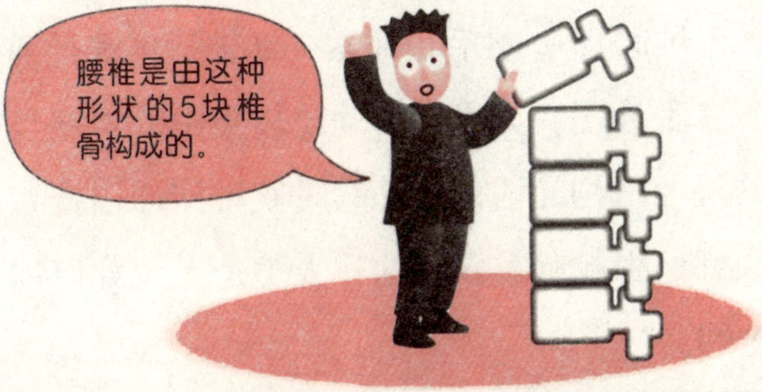
腰椎是由这种形状的5块椎骨构成的。

椎骨之间缓冲材质的作用

如果把多个陶瓷餐具直接堆放在箱子里进行搬运的话，会出现情况呢？再假设途中是坑坑洼洼的道路……每当餐具摇晃时就会互相碰撞，形成裂痕或者缺口。因此一般情况下，为了防止互相碰撞而把餐具间夹上报纸，以减轻冲击。

脊椎和这一样，也有减轻冲击的构造。如果把陶瓷比作一节一节的椎骨，为了不让椎骨出现裂痕或者缺口，应对各种冲击，承受相当的负重，就需要和报纸起一样作用的缓冲材质。

这种缓冲材质就叫椎间盘。其位于椎骨与椎骨之间，水分充足、富含弹性。这种弹性可以吸收脊椎上的压力，避免椎骨遭到破坏。此外，为了使每组“椎骨—椎间盘—椎骨”结构强而有力地连接起来，韧带就起着重要的作用。这就宛如在重叠摆放的陶瓷（椎骨）之间夹上报纸（椎间盘），然后用绳索（韧带）再进行捆绑一样，防备各种冲击。如果在活动比较集中的腰椎当中没有这样的缓冲结构的话，走动的时候激烈冲击就会直接反映到头部而引起脑震荡，这样人类是无论如何都不能直立行走的。

强化腰椎的方方面面

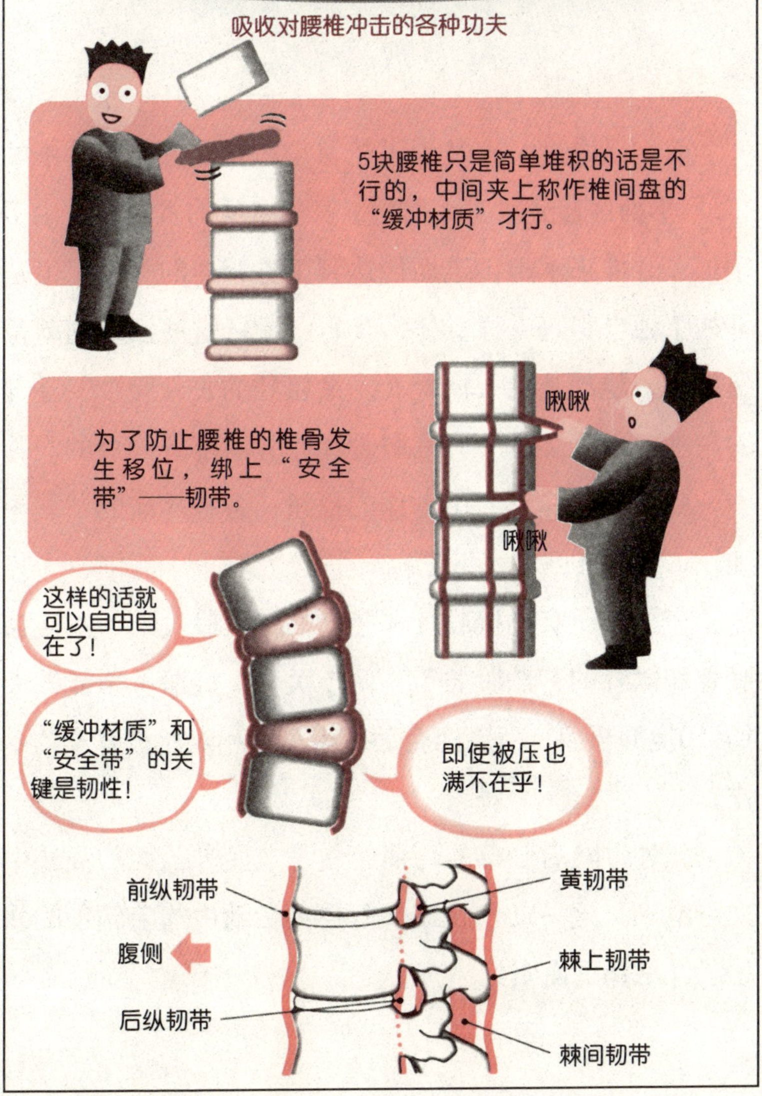
吸收对腰椎冲击的各种功夫
5块腰椎只是简单堆积的话是不行的，中间夹上称作椎间盘的“缓冲材质”才行。
为了防止腰椎的椎骨发生移位，绑上“安全带”——韧带。
啾啾
啾啾
这样的话就可以自由自在了！
“缓冲材质”和“安全带”的关键是韧性！
即使被压也满不在乎！
前纵韧带
腹侧
后纵韧带
黄韧带
棘上韧带
棘间韧带

来了解腿部的构造和结构吧

结实的腿部骨骼

前文已讲过，人类为了能够实现直立行走，脊椎的“S”形曲线起到了重大作用。身体承受的重量首先由中轴——脊椎来承担，进而传达到下方相连的骨盆，但是再往下独自担当支撑身体、步行、跳跃这些活动的就是腿部了。腿部是由人体最长、最粗壮的长骨股骨、膝部的髌骨，以及膝部下方的胫骨和腓骨四部分构成的。其中，膝关节是腿部当中动作的枢纽、各种疼痛的“震源地”，我们仔细看一下吧。

在膝部，有连接股骨和胫骨的“胫股关节”和连接股骨和髌骨的“髌股关节”两个关节。胫股关节能做大约150度的弯曲，所以两个关节可以做相对比较复杂的动作。

此外，随着膝部的弯曲，髌骨在股骨前面的浅槽中上下滑动。这一动作，在膝部屈伸活动中起着辅助的作用（详见16页说明）。

腿和膝部的构造

支撑全身运动的腿部骨骼和肌肉

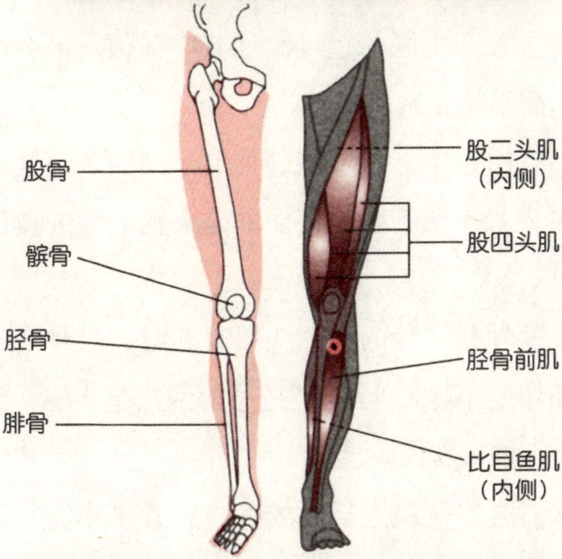

实现膝盖平滑运动的膝关节

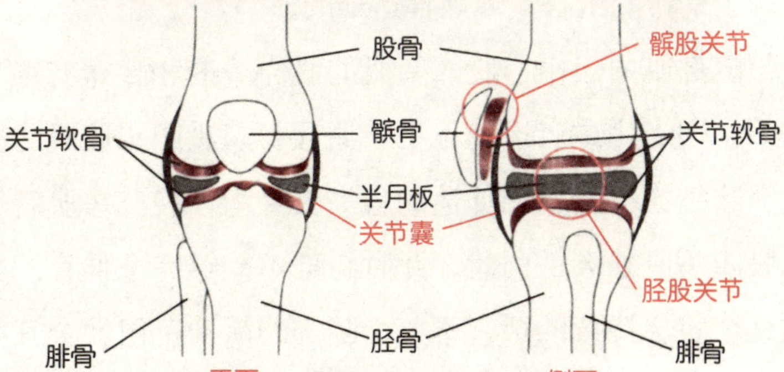

关节囊内部充满了具有润滑油功能的关节液。

膝部功能的关键——股四头肌

膝部屈伸运动和腿部肌肉的伸缩联动，靠关节的运动来实现。看似简单的膝部屈伸，实际上是和强劲的肌肉、韧带、关节关联的运动。这其中任何一部分出现问题，膝部都不能正常地屈伸。

腿部肌肉当中，负责膝部伸展运动的是大腿前部内侧的股四头肌，负责膝部弯曲的是大腿后部外侧的股二头肌。

连接股骨和胫骨的股四头肌收缩时，髌骨滑动，从而拉起胫骨（小腿）。因为是通过前侧拉起小腿，所以此时膝部处于伸展状态。

相反，股二头肌进行收缩时，腓骨（小腿）就向大腿后侧被拉引，此时膝部处于弯曲状态。膝部就是通过这两个动作的组合实现屈伸运动的。

腿部肌肉当中，股四头肌的肌力减退和膝痛有很大关系。因老化或者运动不足等原因引起股四头肌肌力减退、收缩力下降，屈伸运动就失去平衡，股二头肌就会比股四头肌强大，因此，此时腿部不能够完全伸直。如果这个状况持续的话，不久，膝部的活动范围就会开始变小，变得容易膝痛。

膝盖的屈伸和肌肉

踢腿动作分解

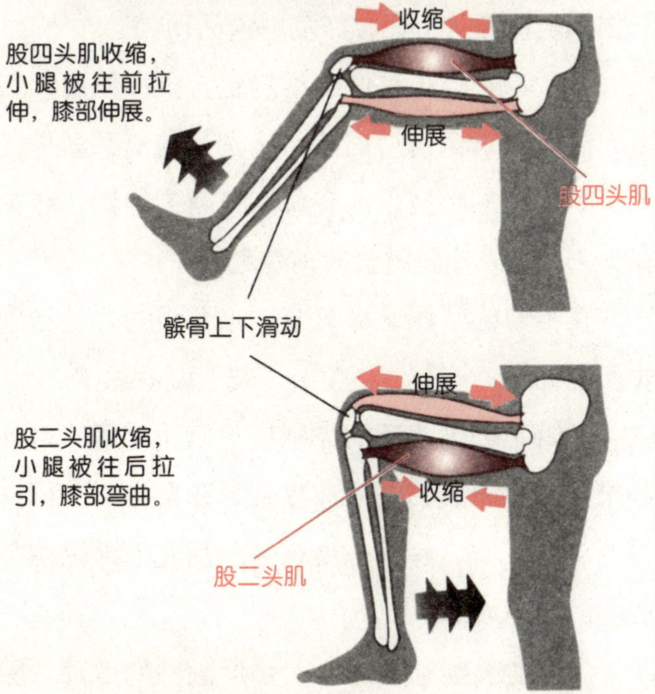

提防股四头肌肌力下降

肌肉力量下降，膝部运动范围变小，膝部受力不合理，外力就直接冲击关节。此外还会导致步行时腿部不能正常运动而容易跌倒。为了避免由此引起的膝痛，腿部肌肉的强化锻炼很重要。

支撑膝盖的“橡皮带”——韧带

膝关节周围分布了多根韧带，以增加关节的稳定性。位于膝关节中央稍后方的交叉韧带分为前后两条，其作用是使膝关节在允许范围内活动。

万一韧带因为受伤而不能正常发挥作用，那么膝部下方的小腿就会前后摇摆。特别是前交叉韧带在剧烈运动的时候容易断裂。前交叉韧带断裂的话，膝关节前侧就失去支撑，小腿就会向前外翻。

在关节的两侧支撑关节和半月板的是胫侧副韧带和腓侧副韧带，控制着膝关节，避免左右摇摆。

韧带是把关节运动控制在正确角度所不可缺少的。如果把其想象成强劲的橡皮带，印象会更深刻。如果韧带的功能衰减，膝关节就容易前后左右地摇摆，膝部不能够顺利地屈伸。

为了能够顺利地进行大幅度激烈的运动，除了以上韧带的作用外，还需要骨头本身防止磨损的构造，即吸收强烈冲击力的缓冲材质。下面我们探讨一下缓冲材质。

韧带的构造

膝关节（右膝）的纵断面

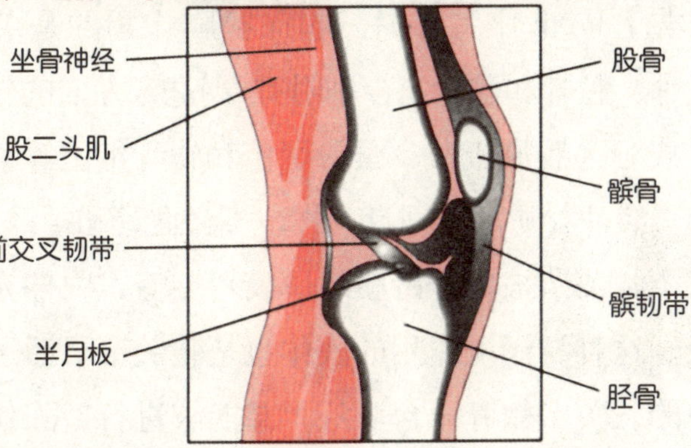

从正面看膝关节（右膝）韧带
（去掉髌骨后）

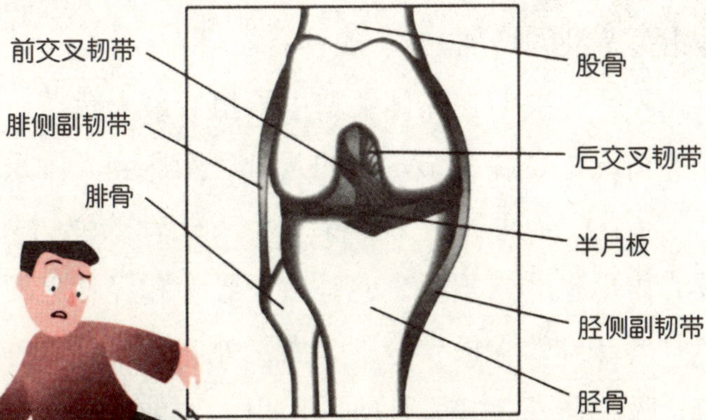

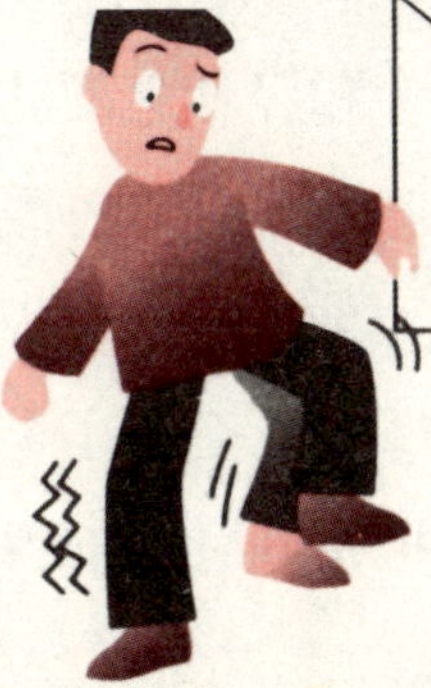

韧带的功能衰减，膝关节就容易前后左右地摇摆，膝部不能够顺利地屈伸。

防止膝关节磨损的护甲——关节软骨和半月板

保护膝关节的缓冲材质中有什么呢?

首先，防止骨头磨损、起保护膜作用的是关节软骨。股骨、胫骨和髌骨上分别附有厚4毫米左右的软骨。其主要成分为胶原蛋白、蛋白聚糖和软骨细胞等，它和脊椎的“缓冲材质”椎间盘一样，不含血管和神经。

整个膝关节被称作滑膜的薄膜覆盖着，内部充满了关节液。这种有润滑作用的液体也是膝关节灵活运动不可缺少的。关节软骨不含血液，却能够进行新陈代谢，这是因为膝关节屈伸的时候向关节液中排泄废物，同时从关节液中汲取营养。在膝部肿胀的时候，常说的积水就是指关节液的增加。

此外，膝关节在人体关节中承担着最大负荷。在上楼梯等情况下，膝关节承担的重量居然达到人体重量的7倍，为了承受这种压力，除了关节软骨的弹力外，半月板的作用也非常重要。它是位于股骨和胫骨之间的两块半月形纤维软骨板，分别为内、外侧半月板，可缓冲压力，吸收震荡，起弹性垫的作用。如果没有半月板，来自大腿部的压力就会作用于胫骨的一处，而有了半月板，压力被适度分散，从而减轻了负担，同时膝部得到保护，实现了灵活运动。

实现膝部灵活运动的构造

膝部负重

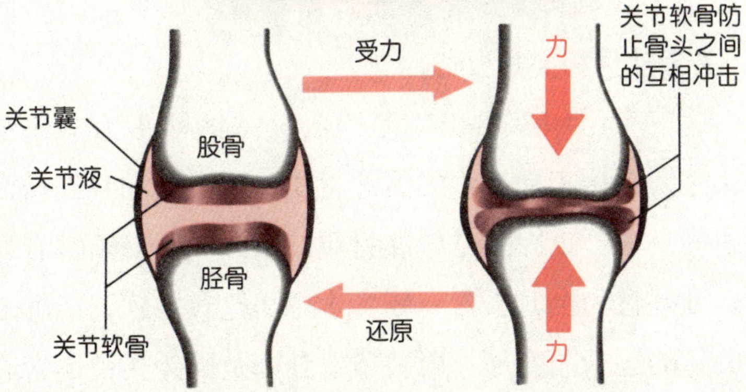

关节软骨的弹性秘密

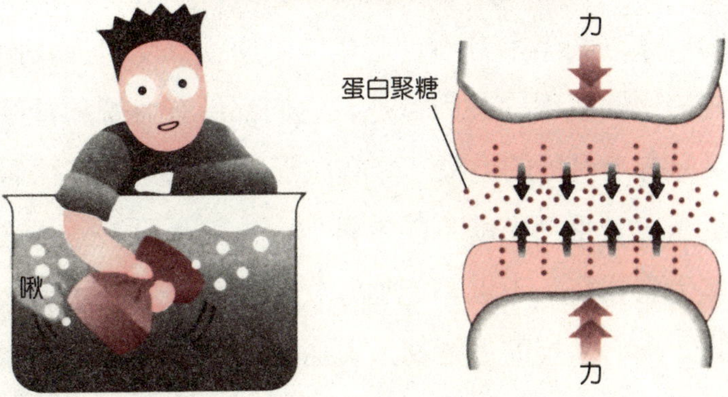

受力后，关节软骨就会挤出蛋白聚糖而变形，这就和我们在水中握海绵，挤出其中的水分，使其变形一样。

与骨头不同的不能再生的组织——椎间盘、关节软骨、半月板

前面我们分别对脊椎和腿部各自的构造进行了说明。下面我们再看一下和腰膝痛有着密切关系的椎间盘、关节软骨和半月板吧。

这三个组织基本上都是吸收、减缓冲击力、避免骨头之间直接相互冲击的缓冲材质，这点就和我们前面描述的一样。正因为是缓冲材质，所以它们必须富有弹性。椎间盘和半月板含有较多水分，比较柔软，能够随着关节的运动而变形。而关节软骨则是因为其中所含有的液体在关节中出入而变形的。

三者都是为了保护骨头而诞生的，摆脱不了常受冲击的宿命，长年累月不可避免地受磨损、受伤。我们所关注的这些组织的共同点是，它们都没有血管和神经通过（只有半月板的边缘部分有血管通过）。这就意味着这些组织一旦受损伤就不能够再生。也就是说，一旦这些部位受到损伤，不但不能够恢复，还会局部持续受损。如此一来，受损的缓冲材质刺激周围的神经，或者因缓冲材质受损而产生椎骨移位刺激周围组织神经，就成为疼痛的原因。

我们将在下一章对腰膝痛分别做具体的介绍。

椎间盘、关节软骨和半月板的弱点

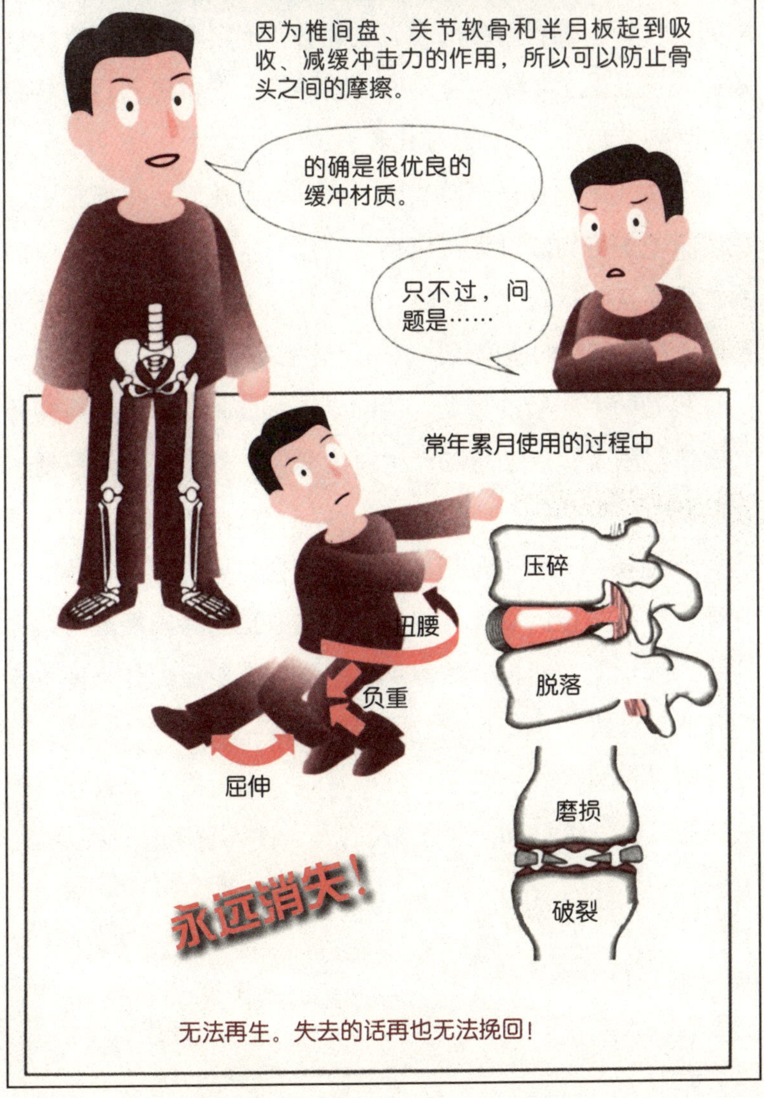

专栏1 骨密度与骨质疏松症

骨质疏松症这一病名已广为人知。我们经常听说老人一摔倒就骨折，或者因腰部或者大腿骨折而卧床不起。我们也知道人一旦上了年纪，骨质密度就降低，变得脆弱，但是我们的骨头究竟发生了什么变化呢？

骨头不断地在做新陈代谢，清除老细胞、产生新细胞。在清除老细胞的同时也排出钙质，而产生新细胞的时候所需的钙质要从食物营养中获得。因为年轻人处于成长期，获得钙质、产生细胞的速度较快，所以骨密度很好。

但是随着年龄的增长，清除老细胞同时所排出钙质的补充就变得困难，新细胞的产生速度变慢，骨密度逐渐变低。人们大约在30岁迎来骨密度高峰，以后就会降低。

女性在45～50岁时闭经，骨密度会急剧降低。这是因为雌激素具有防止钙质流失的作用，其分泌随着闭经减少。男性的新陈代谢当然也会随着年龄的增长而变缓，骨密度也逐渐降低，但是其变化比女性要缓慢很多。

骨质疏松症在女性中多发，从这一点来看，导致骨质疏松症的原因与代谢功能的关系没有与女性雌激素的关系大。

第2章

揭开腰痛之谜

腰痛的原因和神经

从腰部到腿部的神经

身体的各个部位出现的异常作为疼痛信号而被感知的过程中，神经发挥着传导作用。为了揭开疼痛之谜，首先让我们来看一下神经的作用吧。

就像第10页提到的那样，脊椎的中央是中空的椎管，这里有自脑部延伸出的脊神经通过。脊神经共31对，其中腰、骶神经根较长，近似垂直下行，构成了马尾（神经）。

马尾（神经）通过脊椎的椎骨之间的缝隙向全身延伸，可分为穿过大腿部前侧的“股神经”和后侧的“坐骨神经”。其中坐骨神经又分为“胫神经”和“腓总神经”，经过膝部向下延伸。

右上图为脊髓或者马尾（神经）通过椎骨的横切面。如右图所示，脊髓被蛛网膜和硬脊膜包围着。

椎骨所受压力变大时压迫马尾（神经），就会引起腰痛，右上图中的硬脊膜对刺激特别敏感。比方说，椎间盘突出压迫神经、椎骨移位压迫神经或者硬脊膜受到非自然力压迫等都会使我们感到腰痛。

腰椎和神经的构造

如果把椎骨水平横切的话，中部的椎管如图所示。

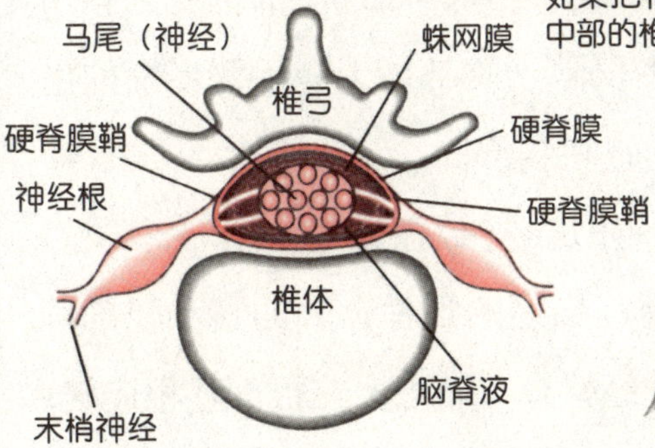

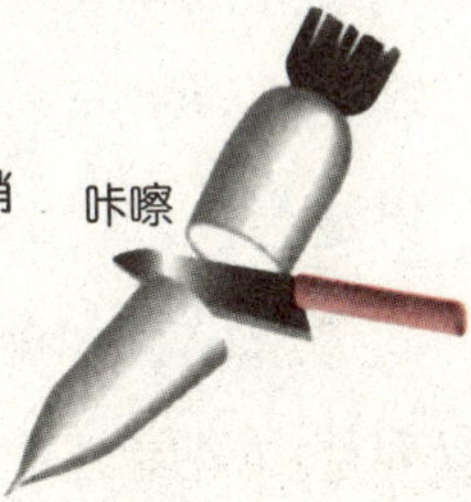

腰部的椎管从侧面来看，脊神经分支如图所示。

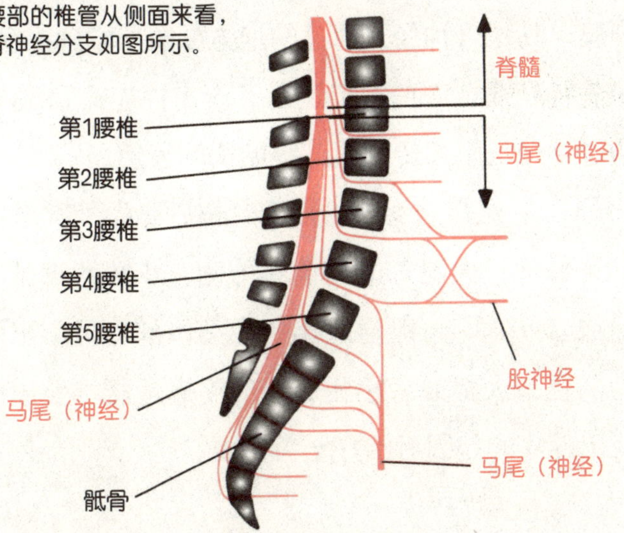

第1腰椎以下部分，脊神经就像马尾毛一样分支开来。通过上下重叠的椎体间的空隙向腰部和下肢延伸。神经分支的根部叫神经根，对疼痛非常敏感，是导致腰痛的代表性原因之一。

腰痛腿也会痛——腰和腿的密切关系

能够导致腰椎部位疼痛的有前纵韧带、后纵韧带（13页）、硬脊膜（26页）等，而这些部位受到损伤使人感到疼痛的部位不仅限于腰部，大腿后侧多发的坐骨神经痛的病因实际上也在腰部。

但是为什么腰部损伤会导致膝痛呢?

简单来说就如前面描述的那样，因为腰和腿部神经两者都是由马尾（神经）分支而来，在根部互相连接。

因此，腰部受到损伤或者腰椎周边出现炎症就会刺激硬脊膜，马尾（神经）通过的地方就会感觉到疼痛。

坐骨神经痛，一般被描述为“流窜性疼痛”，这是对疼痛通过神经从腰部传到腿部很贴切的表达。

此外，马尾（神经）的分布部位如右图所示。因此，如果臀部、大腿部的后侧和外侧、小腿和脚趾等出现疼痛或者麻木，可以通过疼痛的具体部位推测出腰椎的病变部位。大腿或者小腿等腿部疼痛是腰椎发出的信号，找出疼痛的起因对治疗至关重要。

通过疼痛部位找出病灶

当腿部出现疼痛和麻木的时候，可以通过具体部位推测出第几腰椎的神经根出现异常。

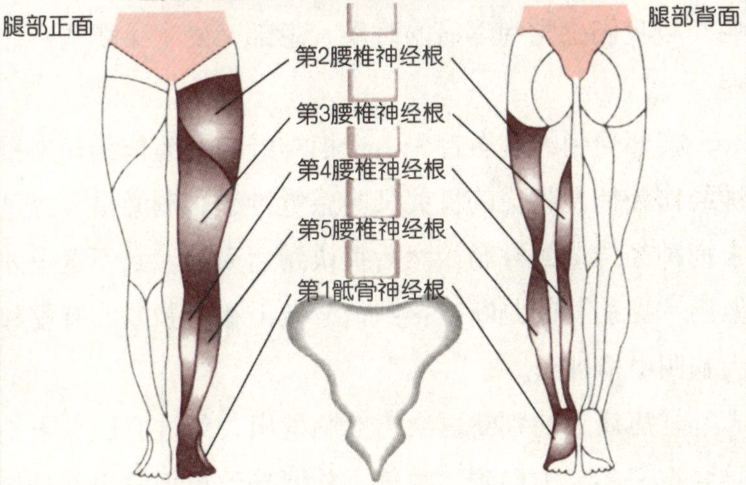

腰和腿部“点和线”的关系

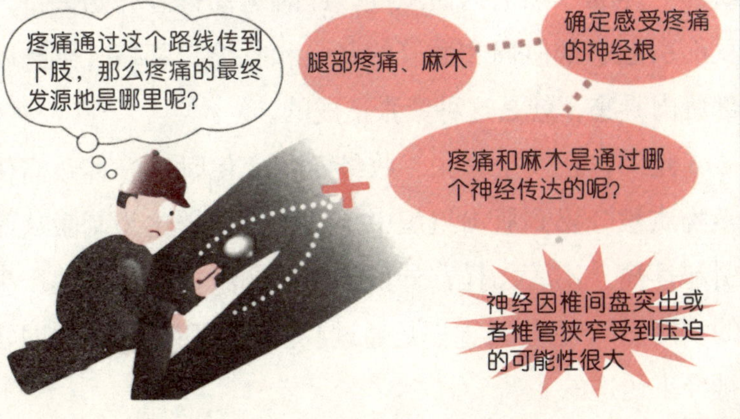

刺激信号转变为疼痛的瞬间

当神经受到刺激，这种刺激信号传达到脑部之后，我们才能感受到疼痛。神经的传导通路是怎样构成的呢？当我们感觉到疼痛的时候，患部又发生了哪些变化呢？

腰部受到的刺激首先由末梢神经转变为信号，末梢神经作为信息收集的机关又叫感觉神经。刺激信号经过末梢神经传达到脊髓，然后很快到达大脑，到了这里才做出“疼痛”的判断。接到信号做出相应判断的脊髓和大脑叫中枢神经。

“疼痛”的判断再次由大脑发出，经过脊髓、末梢神经这一相反方向到达患部，从而导致患部发生某种变化。这种相反方向的通路称为运动神经。刺激信息被判断为“疼痛”然后返回患部，此时运动神经开始兴奋，从而引起患部肌肉和血管的紧张和收缩。腰痛时感到腰部肌肉凝集，就是这种紧张造成的。

此外，在发生紧张、收缩这些变化时，一种致痛化学物质被分泌到肌肉组织中。这种物质转化为刺激从而引起疼痛。不管怎样，外部传来的刺激信息或者其产生的“疼痛”，这些感觉都是通过我们体内四通八达的网状神经来传递的。

刺激转变为疼痛的机制

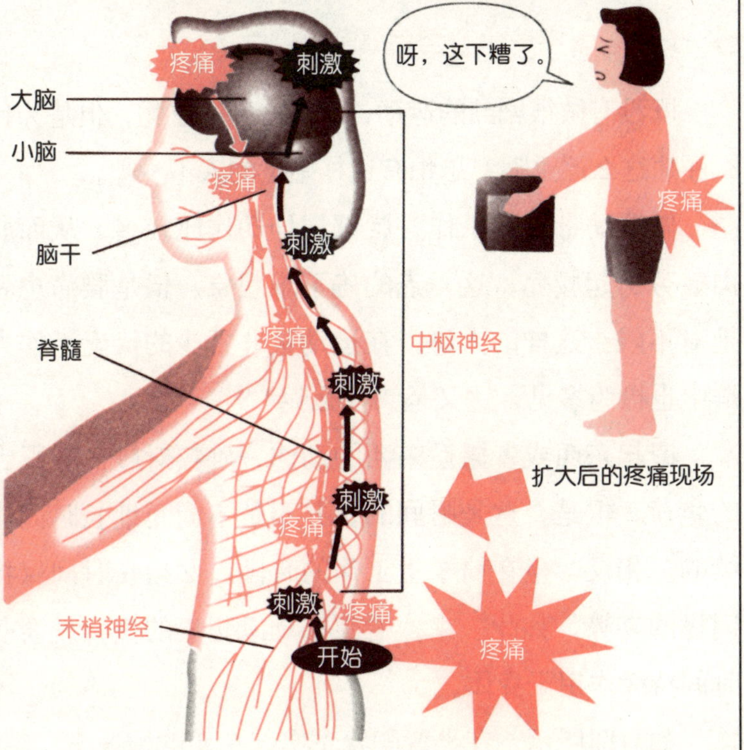

刺激首先通过末梢神经经脊髓传到大脑，在脑部被判断为疼痛。然后，“疼痛”信息经过运动神经传达到肌肉，导致患部变化。

末梢神经
- 自主神经……掌管主体无法有意识控制的心、肺等器官
- 躯体神经
  - 感觉神经……负责把五官获得的信息传达给大脑
  - 运动神经……把脑部的命令传达给肌肉

探索容易引起腰痛的主要原因

长时间保持一个姿势会加重腰部负担

既没有做很剧烈的运动，又没有搬运重物，但是为什么腰痛这么严重呢？恐怕有这样感觉的人不少吧。

做运动量大的工作，腰部屈伸动作比较多，从而肌肉疲劳引起腰痛，这一点的确不难想象。但是腰痛患者绝对不限于这样的人群。在运动量非常少的伏案工作人群中也极为多见，这又是为什么呢？

搬起东西或者搬运东西的动作，确实对腰部有很大的负荷。但是，这是瞬间的，并不是不间断地长时间持续的。相反，坐在椅子上工作的时候，必须长时间保持同样的姿势，如此一来，看上去难以想象的重负就会长时间持续作用于身体。

如右图所示，在半弯腰状态搬起东西的情况下，第3腰椎所承受的负重是直立时的2.2倍。对应的，坐在椅子上的话，负重为直立时的1.4～1.9倍。如果单纯比较数字，好像前者负重比较大，但是如果考虑到姿势的持续时间，大家就会明白为什么坐着的时候腰部承受负重比较大了。

腰部的负重

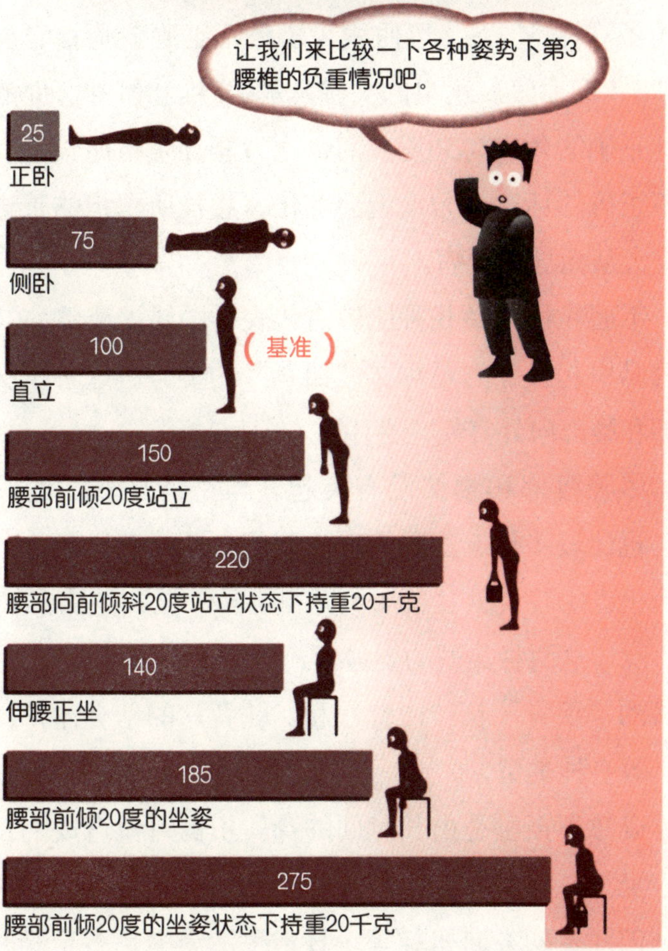

假设直立状态下第3腰椎的负重为100，可以看到自然的姿势也要承担很大的重量。需要引起注意的是，我们普遍认为轻松的坐姿也要承受意想不到的负重。

姿势不正确和腰痛的关系

腰痛和姿势不正确有很大的关系。前面第1章我们描述了脊柱的“S”形曲线，姿势不正确就是指脊柱失去“S”形曲线。这里的关键是第5脊椎和骶骨之间的角度。正确的角度为30度左右，这时腰部负担比较小。姿势不正确的话这个角度就会变化，腰椎所承担的重量就会变大从而导致腰痛。

下面我们列举几种比较有代表性的错误姿势。其中最容易引起腰痛的是称作“凹背”的姿势。这种情况下腹部和腰部向外突起，身体重心向后转移。

尽管腹部和腰部没有突起，但是背部弯曲的“驼背”也比较多见。这种情况下腹肌松垮，背肌紧张，腰部负担也比较大。

除了这两种典型的姿势，还有完全失去脊椎“S”形曲线的“平背”及“凹背”和“驼背”的结合体“圆凹背”等多种类型。

姿势不正确是由长时间的身体不良习惯造成的。比如，坐下、盘腿、搬运重物时左右倾斜、看电视的时候总是向固定的方向扭身等。日常生活当中，不正确的姿势随处可见。为了保持正确的姿势，我们必须注意自己的“毛病”。

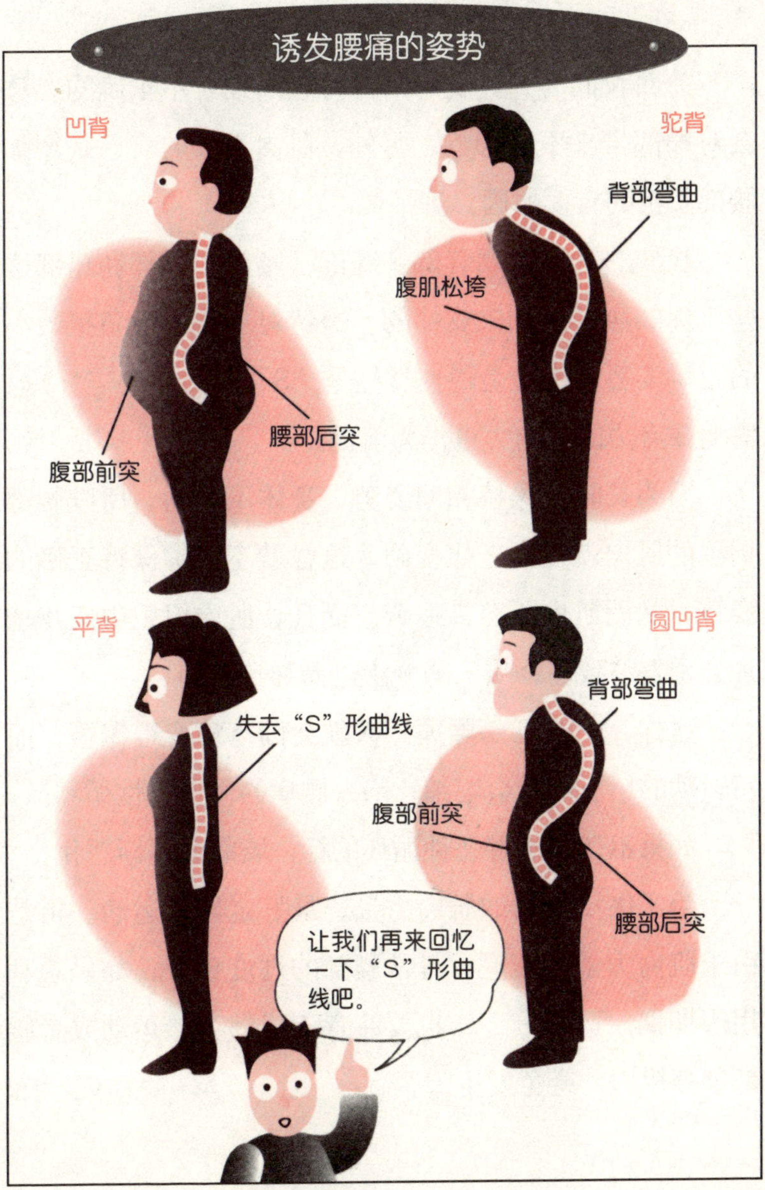
诱发腰痛的姿势
凹背
腹部前突
腰部后突
驼背
背部弯曲
腹肌松垮
平背
失去“S”形曲线
圆凹背
背部弯曲
腹部前突
腰部后突
让我们再来回忆一下“S”形曲线吧。

肌肉力量衰退导致腰痛

前面我们看到，长时间保持相同或者不正确的姿势会对腰部带来不良影响。另外，肌肉力量的衰退是增加腰部负担的重要原因。

我们的身体是靠背部、腹部、腰部、臀部和腿部这些肌肉的协调运动来支撑的。保持对身体来说负担最小的正确姿势（也就是说使脊柱呈“S”形曲线的姿势），需要强有力的肌肉力量作为前提。

因为长时间保持相同姿势，身体不运动，所以腰部周围的肌肉就逐渐老化变硬。这样就不能够保持正确的姿势，从而肌肉更容易疲劳。而且，肌肉组织中废物增加会诱发“致痛物质”的分泌进而导致腰痛。

这样，一旦开始腰痛，人就会因疼痛变得懒惰，而不运动的话肌肉就会萎缩，陷入腰痛的慢性恶性循环。

如果不切断这种恶性循环的话，腰痛会逐渐恶化。

为了保持适当的肌肉力量，最好定期做运动。但是由于肌肉力量的衰退、日常腰部的过度疲劳，如果想利用假期偶尔运动一下，也要注意不能够突然运动或者腰部过分用力，避免发生闪腰。

腰痛——恶性循环

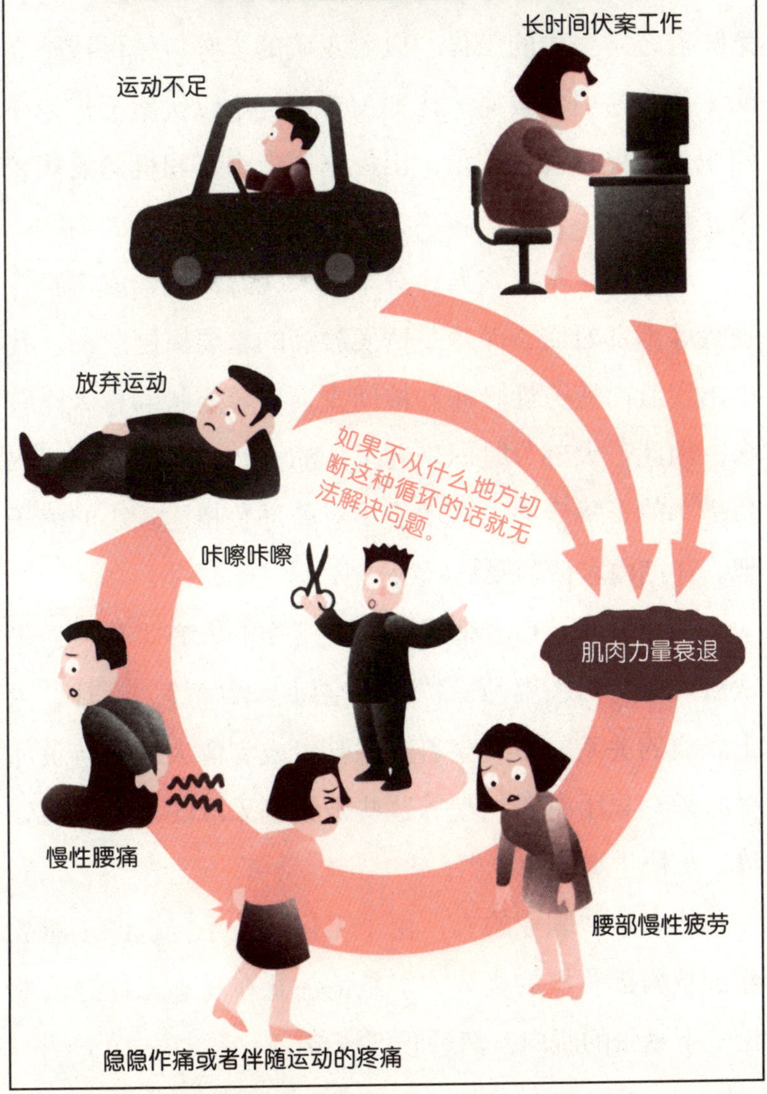
长时间伏案工作
运动不足
放弃运动
如果不从什么地方切断这种循环的话就无法解决问题。
咔嚓咔嚓
肌肉力量衰退
慢性腰痛
腰部慢性疲劳
隐隐作痛或者伴随运动的疼痛

容易诱发腰痛的职业

长时间地保持相同的姿势会增加腰部负担，这就意味着经常坐着的工作、以不正确的姿势持续保持站立的工作容易引发腰痛。比如前者情况中以伏案工作为主的职员、计算机操作员、出租车或者卡车司机等发病较多。

从事这些职业的人，有不少人无意识地养成弯腰、垂头等不良习惯，而这是诱发腰痛的重要原因之一。其中出现肌肉疲劳性腰痛和椎间盘突出等症状的患者比较多。因此，大部分时间坐着工作的人，来考虑一下采取负担小的正确姿势，或者使用对腰部负担比较小的椅子吧。详细内容请参照第4章。

另一方面，后者情况中站立工作的人有售货员、餐饮店的接待员、厨师、护士、空姐、教师等。而且，由于职业的关系，必须穿着高跟鞋者或者像大厅接待员那样必须一只手举着托盘等这些被强制采取的不自然的姿势，加快了腰痛的产生。

从事这些职业的人，由于工作的关系，也许不能放弃加重腰部负担的姿势，但是请注意在勤恳工作之后放松一下紧张的肌肉，消解腰部疲劳。

容易诱发腰痛的职业有哪些？

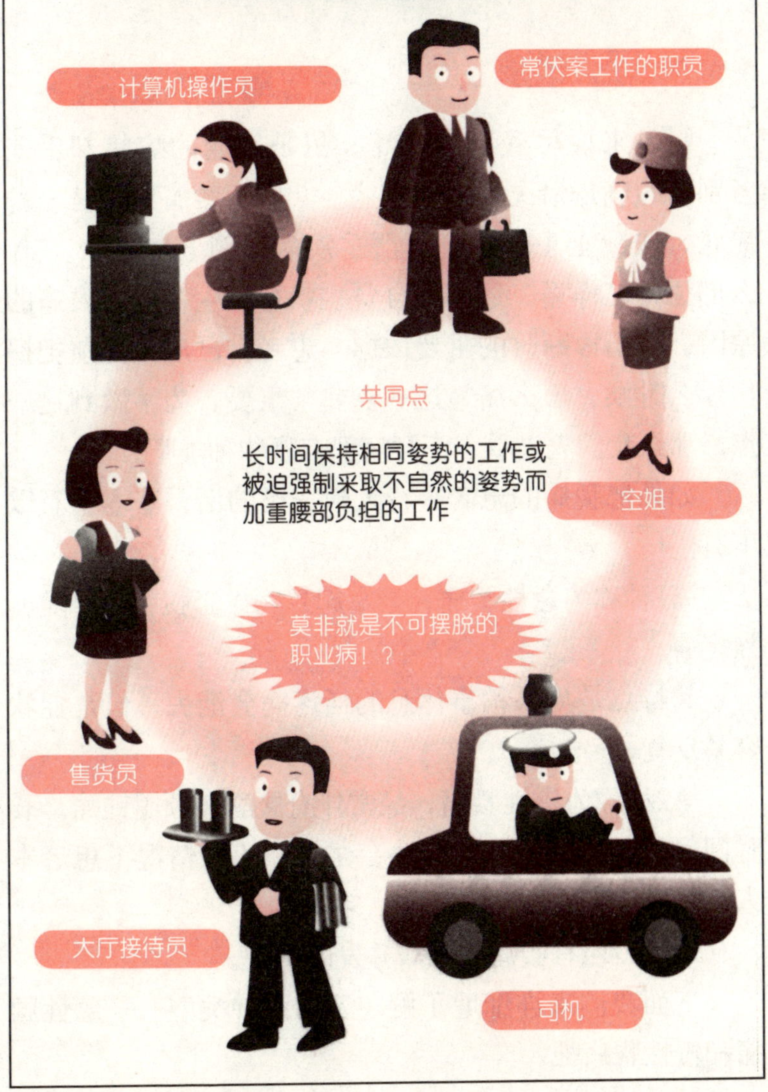

腰痛症状有哪些?

你的疼痛属于哪一种?

简单来说尽管都是腰痛，但是腰痛的症状却千差万别，的确是情况复杂的疾病。其中，腰痛不过是一种症状，实际上患者患有更严重疾病的例子也不少。“什么部位，怎样痛”这样的自觉症状是医生在查清腰痛的原因、做出诊断时的重要依据。患者自己应该提前把握住什么时候、怎么痛，这一点非常重要。为了做到这一点，那么我们先来看一下腰痛都有哪些种类吧。

如果把腰痛的患者进行大致分类的话，基本上有以下3种。

第1种称为急性腰痛，当拿起重物或者扭腰时伴随剧烈疼痛。

其特点是如果稍事休息的话疼痛会消失，但是症状容易反复。

第2种称为慢性腰痛，经常伴有腰酸和顽固钝痛。长时间保持相同姿势的话疼痛会加剧，不少情况下患者本人不了解疼痛的原因。

最后，还有腰痛、膝痛并发的类型。

下面我们来详细地了解一下前两种类型——急性腰痛和慢性腰痛吧。

疼痛的3种类型

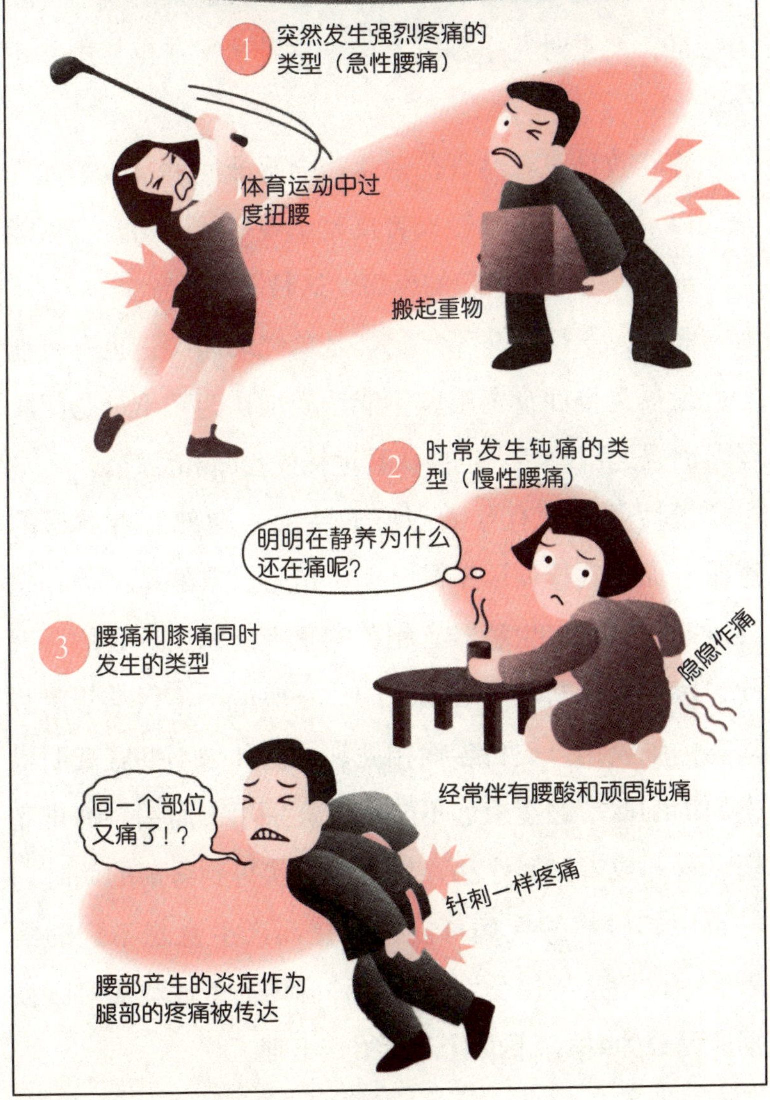
1 突然发生强烈疼痛的类型（急性腰痛）
体育运动中过度扭腰
搬起重物
2 时常发生钝痛的类型（慢性腰痛）
明明在静养为什么还在痛呢？
隐隐作痛
经常伴有腰酸和顽固钝痛
3 腰痛和膝痛同时发生的类型
同一个部位又痛了！？
针刺一样疼痛
腰部产生的炎症作为腿部的疼痛被传达

急性腰痛和慢性腰痛的特征

以闪腰为代表的急性腰痛，以突袭而来的剧烈疼痛为特征，严重时几乎难以忍受，这种情况在生活中并不少见。

静养数日或者贴膏药后疼痛会逐渐缓解，但是如果一周以后疼痛不见减轻或者反复出现症状的话，有可能是腰部以外的疾病引起的疼痛，这时需要注意。

此外，急性腰痛不一定都是单纯的闪腰，也有可能因此发展为椎间盘突出，不能乐观地认为“不过是闪腰了”而置之不理，一定要认真地接受诊断和治疗。

慢性腰痛具有令人困惑的特征：腰部总有异样的感觉，而且直接原因不易查明。但是，有的是因为和恶性肿瘤、内脏、生殖器官相关的重大疾病所导致的，因此，医生的诊断是不可缺少的。一般情况下很难想象腰痛与内脏疾病、妇科疾病相关，但是如果不彻底查明根本原因的话，腰痛永远不会消失。采用市面销售的止痛药、膏药或者民间疗法，使腰痛症状得到缓解的同时，导致引起腰痛的疾病可能会恶化而产生意想不到的结果，因此请及早接受诊断。这种麻烦的慢性腰痛可以根据原因分为4种，下面就来介绍一下吧。

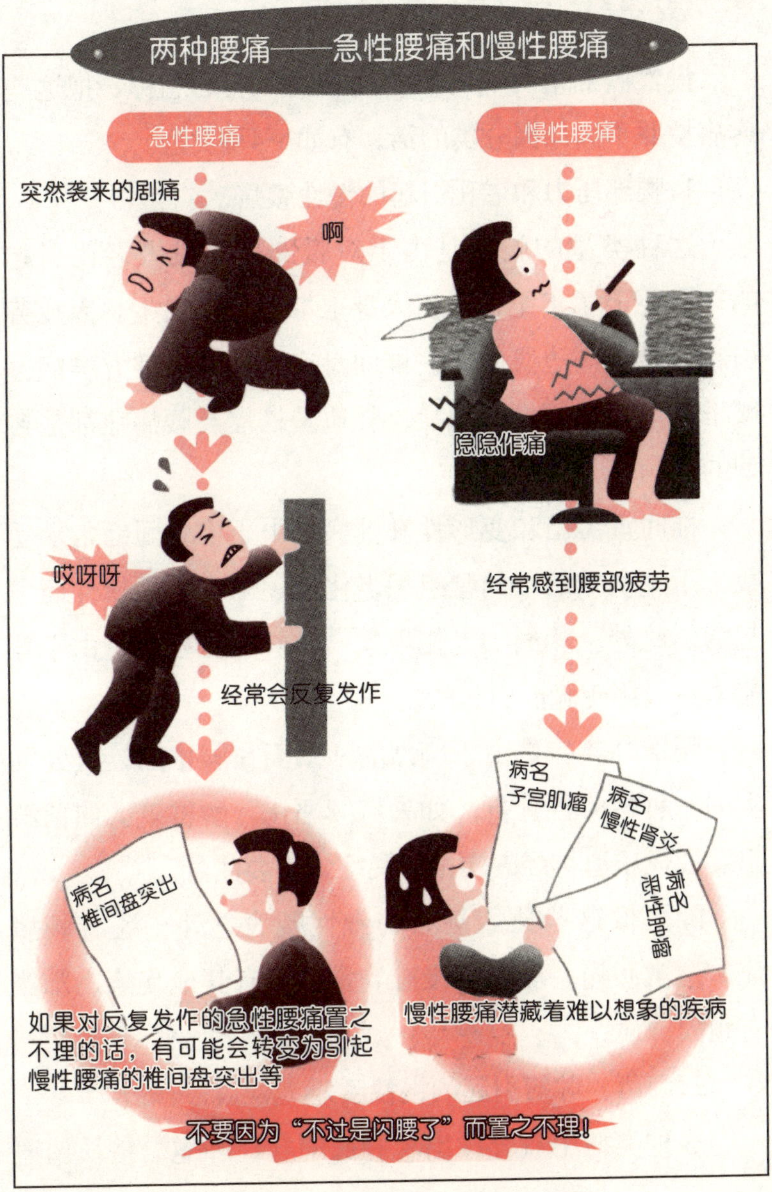
两种腰痛——急性腰痛和慢性腰痛
急性腰痛
突然袭来的剧痛
啊
哎呀呀
经常会反复发作
病名
椎间盘突出
如果对反复发作的急性腰痛置之不理的话，有可能会转变为引起慢性腰痛的椎间盘突出等
慢性腰痛
隐隐作痛
经常感到腰部疲劳
病名
子宫肌瘤
病名
慢性肾炎
病名
恶性肿瘤
慢性腰痛潜藏着难以想象的疾病
不要因为“不过是闪腰了”而置之不理！

慢性腰痛可进一步分为4种类型

慢性腰痛是对长时间不同种类疼痛的总称，把这些疼痛按照不同原因分类的话，有如下4种类型。

1.腰部压力和老化引起的慢性腰痛

这种类型的腰痛是由于对腰部施压或者老化引起的，只要上了年纪，任何人身上都有可能发生。因疲劳引起的腰部周边肌肉痛、椎间盘突出、变形性脊椎病、腰椎分离症、腰椎滑脱症、骨质疏松症及腰痛症都是典型的疾病。

椎间盘突出和变形性脊椎病是由于椎骨间经常承受数十千克负重的椎间盘组织老化，逐渐失去柔软性而引起的。此外，相同的老化现象——骨质疏松症是由于骨骼本身老化变脆而引起的疾病。

腰椎分离症是由于剧烈的活动而在腰椎的连接处发生的一种疲劳性骨折。如果持续恶化，腰椎就会向前滑出发展成压迫神经的腰椎滑脱症，需要注意。

除了像这些原因复杂的慢性腰痛之外，还有腰痛症。这类腰痛，腰部既没有异常也没有其他疾病，却伴有顽固钝痛。

2.细菌、肿瘤引起的慢性腰痛

这种类型中有脊柱出现肿瘤的脊柱肿瘤、结核菌通过血管到达腰部引起炎症的脊柱结核、化脓菌通过血液入侵脊椎的化脓性脊椎炎等。

脊柱肿瘤中虽有良性肿瘤，但是转移性恶性肿瘤比较多见。如果是良性肿瘤，会有间断的剧痛；若为恶性肿瘤，以持续疼痛为特征，但是疼痛方式也因人而异。不仅是腰部疼痛，有时还伴随手足麻痹，初期阶段容易和腰痛症混淆，需要注意。

脊柱结核随着结核的预防和治疗逐渐减少了，但是近来有增多的趋势。如果罹患这种疾病，脊柱的活动变得僵硬，不久可能失去弯曲功能，脓水压迫神经可能导致腿部麻痹。

化脓性脊椎炎中有钝痛持续的慢性疼痛及伴有高热和剧痛的急性疼痛两种类型。这样的病例并不多见，以泌尿系统疾病为原因的情况比较多，也有因手术感染引起的。

3.腰部以外的疾病引起的慢性腰痛

以腰部以外的疾病为原因的慢性腰痛被称为腰痛综合征。

引起腰痛的妇科疾病中以子宫内膜炎、子宫肌瘤、卵巢肿瘤为首，其他还有月经综合征、更年期障碍、内分泌失调引起的自主神经失调症及子宫位置不正常等引起的慢性腰痛。这类腰痛的特点是腰部下方疼痛。

内科疾病中有伴随背部到腰部剧烈疼痛的胆囊炎、胆结石、肾炎、胃溃疡、肾盂肾炎、伴随钝痛的慢性胃炎、阑尾炎的腹部粘连等。

泌尿系统中，肾脏、输尿管、膀胱、前列腺等疾病有时会伴有腰痛。其中尿路结石时会引起被称为疝痛的剧痛。

此外，血管性疾病大动脉瘤如果发生在腹部，也会引起腰痛。

4.紧张引起的慢性腰痛

紧张引起的慢性腰痛与腰部压力和老化引起的慢性腰痛很难严格地区分，腰痛也被认为是身心症和假性抑郁症的身体特征。因紧张导致腰痛的人，具有内向、神经质、执着、对事物反应过激、容易蓄积压力的特点，如果能够根据自己的特点来排解压力的话倒没什么，倘若不能就会以腰痛的形式表现出来。

以上我们对慢性腰痛做了4种分类，关于后3种类型，如果不能祛除疾病或压力这些导致腰痛的病因的话，症状什么时候都不会缓解。

本书中将对发病率高的第1类进行详细的解说。

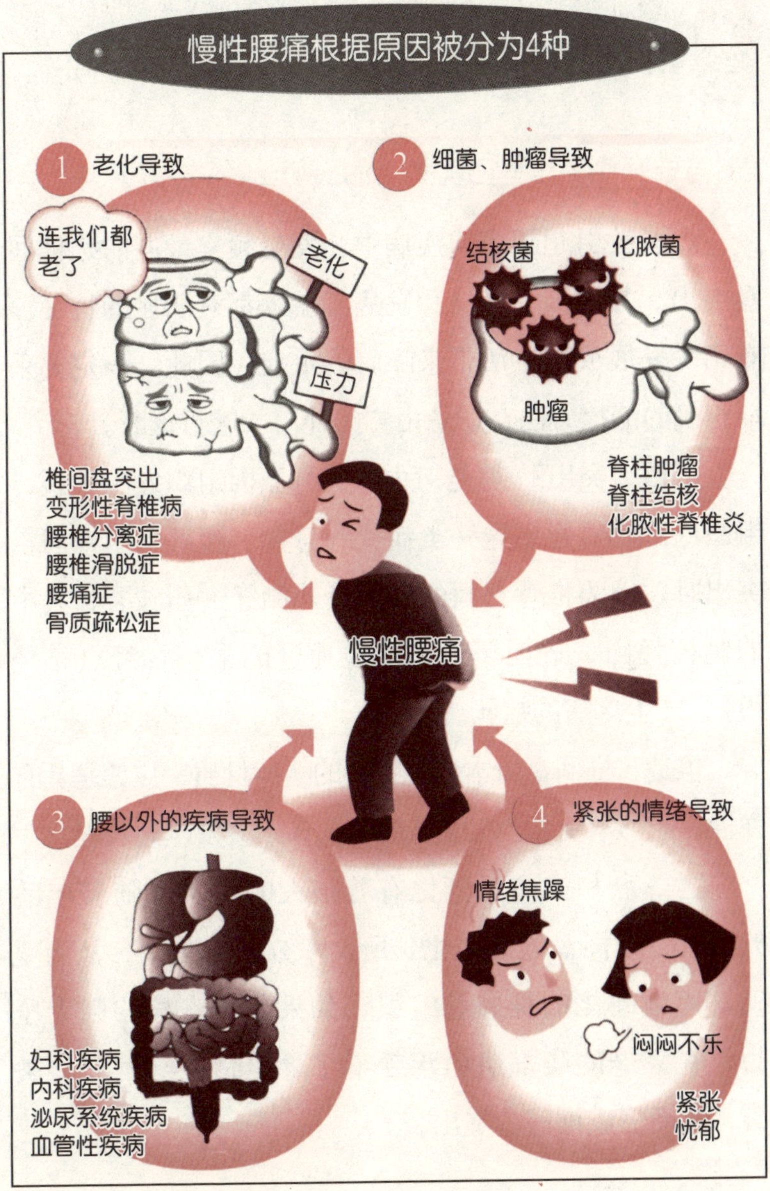
慢性腰痛根据原因被分为4种
1 老化导致
连我们都老了
老化
压力
椎间盘突出
变形性脊椎病
腰椎分离症
腰椎滑脱症
腰痛症
骨质疏松症
2 细菌、肿瘤导致
结核菌
化脓菌
肿瘤
脊柱肿瘤
脊柱结核
化脓性脊椎炎
慢性腰痛
3 腰以外的疾病导致
妇科疾病
内科疾病
泌尿系统疾病
血管性疾病
4 紧张的情绪导致
情绪焦躁
闷闷不乐
紧张
忧郁

什么是椎间盘突出？

与椎间盘老化有密切关系的疾病

大多数引起腰痛的疾病中，发生频率最高的是椎间盘突出。其原因、疼痛和发病年龄等都有明显的特征。有不少发展成给生活带来障碍的重症。因此，一定要采取正确的治疗方法，切忌由“门外汉”进行诊断。

所谓“突出”，就是对由于某种原因组织发生破裂，组织内部物质弹出这一类症状的总称。腰部发生椎间盘突出时，因为椎骨之间的椎间盘外侧纤维环破裂，其中的髓核弹出，进而压迫从旁边通过的末梢神经（神经根），产生疼痛的症状。

但是，椎间盘原本作为脊柱的缓冲材质，应该是具有弹性，能够承受相当大负重的，为什么会发生破裂呢？

这一点和椎间盘老化有着很大的关系。随着年龄的增长，椎间盘逐渐老化，所含水分开始减少，从而变硬。逐渐硬化的椎间盘组织，如果受到直接的强大压力，在衰老的腰部肌肉承受不了重担时，纤维环将破裂，从而形成椎间盘突出。

椎间盘突出产生疼痛的过程

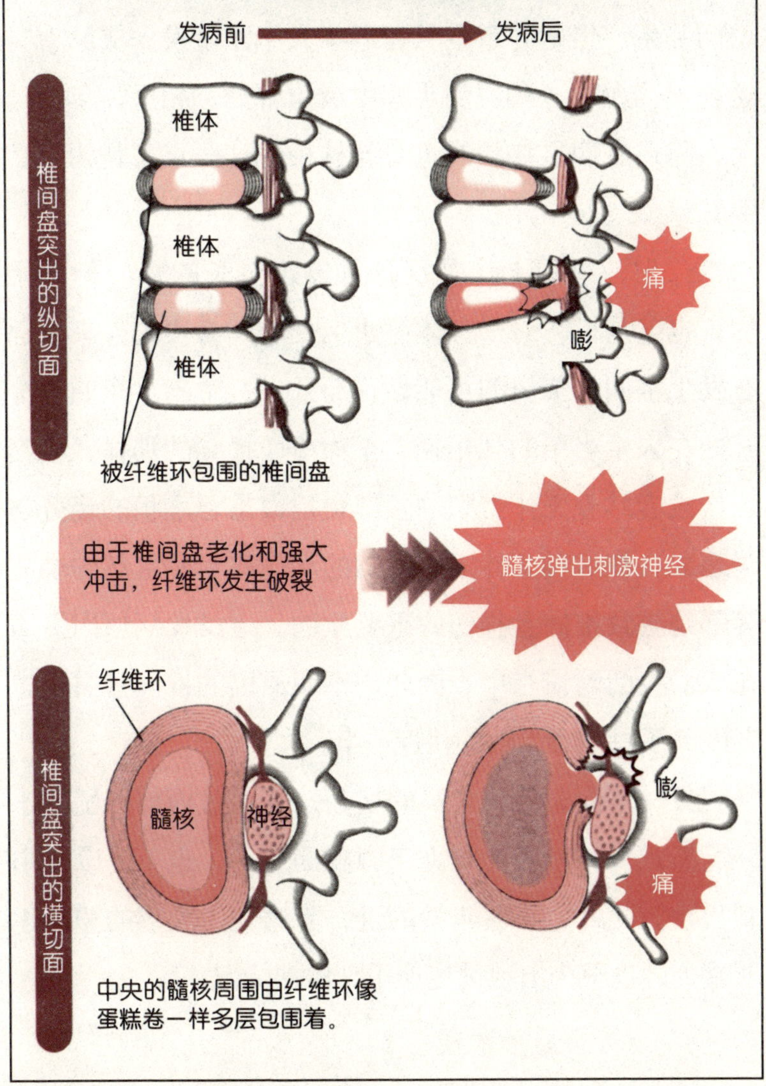

椎间盘突出在壮年期多发

前面我们提到，椎间盘突出和老化与组织硬化有着密切关系，但是并不是只在老年人中才多发。实际上，这种疾病在20～40岁的男性中最为常见。相反，年龄越大，陈述有明显症状的患者就越少。这一点又是为什么呢？

首先，组织老化是从身体停止生长的那一刻开始的。也就是说，对于身体停止生长的20多岁的人来说都有发生椎间盘突出的可能性。而且，这个年龄层的人恰好处在人生当中的壮年期。正如前面提到的那样，伏案工作或者站立工作带来的腰部负担很重，堆积的疲劳超越想象。在这种条件下，激烈的动作或者不自然的姿势等都是导致椎间盘损伤的重要原因。这类发病原因潜藏在我们生活习惯当中，因此，不明原因的椎间盘突出患者占到了总患者人数的将近一半。

另一方面，随着年龄的增长，椎间盘内部的髓核水分逐渐减少，即使受到上下力量的压迫，也不足以弹出刺状物。此外，随着年龄的进一步增长，腰部的积劳逐渐减少，也很少出现过度使用身体的情况。

椎间盘突出在青壮年中多发的原因

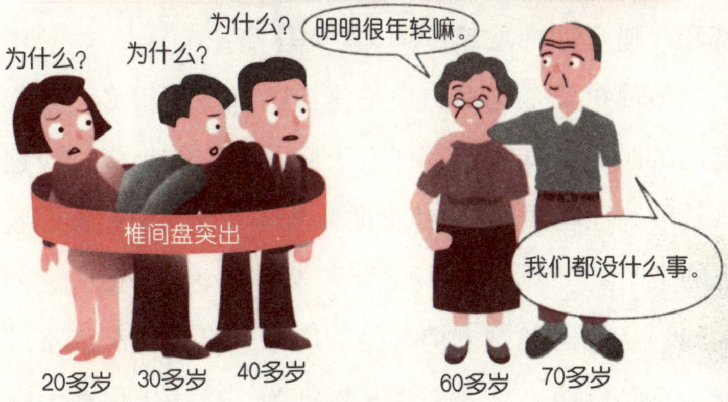

和老年人相比，20～40岁的青壮年更容易患有椎间盘突出。这是为什么呢？

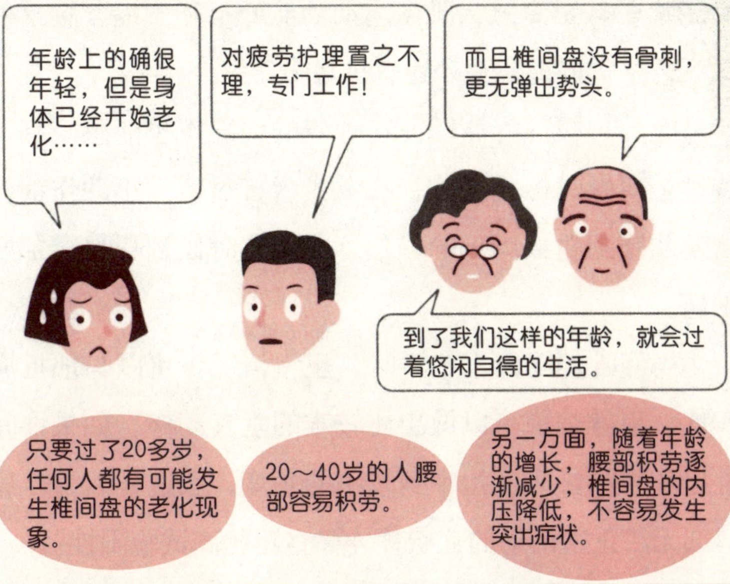

只要过了20多岁，任何人都有可能发生椎间盘的老化现象。

20～40岁的人腰部容易积劳。

另一方面，随着年龄的增长，腰部积劳逐渐减少，椎间盘的内压降低，不容易发生突出症状。

椎间盘突出引发的疼痛特点

椎间盘突出时的疼痛非常有特点。基本上表现为腰部和左腿（脚）或者右腿（脚）疼痛。

虽简单说是腿痛，但是疼痛的种类有很多，椎间盘突出的时候，基本上都伴有大腿部下方的坐骨神经痛。这是因为在构成腰椎的5块椎骨当中，容易引起椎间盘突出的是第4、5腰椎之间和第5腰椎及其下方的骶骨之间。因此，从此延伸的末梢神经的所经之路大腿部以下部分就会感到疼痛。具体来说其特征为，疼痛出现在大腿部以下的腿部和脚部，麻痹出现在小腿和脚部。腿部出现的症状还有无力感、肌肉运动功能低下和萎缩、腱反射低下、感觉迟钝，另外还有排尿障碍等症状。

此外，腰部疼痛即使在静养的情况下也能感受到，特别是弯腰时疼痛加剧，咳嗽或者打喷嚏等小动作都会诱发从腰到腿或脚部的剧烈疼痛。有时候翻身也会加剧疼痛。

当仰卧伸腿向上抬举时，正常情况下可以与地板成90度，也就是说可以做出比较难的垂直动作。如果椎间盘出现问题，只能抬举到较小的角度。像这样因为疼痛腿部无法正常活动的症状称为“直腿抬高试验阳性”。

椎间盘突出的疼痛特征

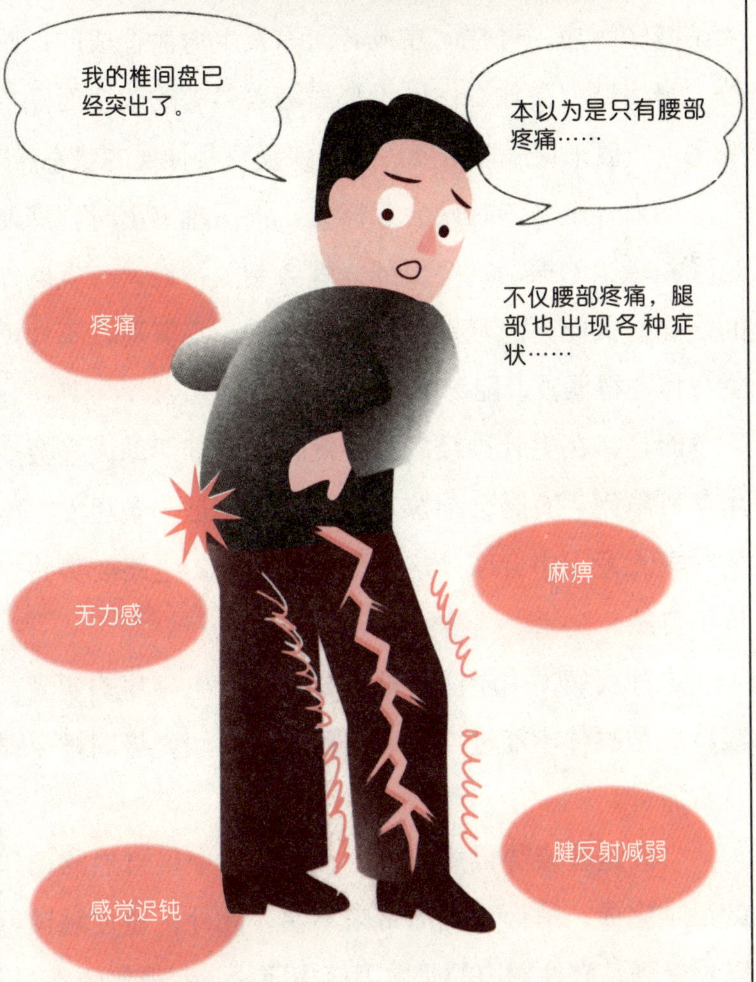

椎间盘突出时，经常伴有左腿或者右腿大腿部以下部位的坐骨神经痛。

疼痛引起的姿势变化

椎间盘出现异常时，直立就会变得困难。这是因为为了减轻疼痛，脊柱向左或者向右发生弯曲造成的。此外，突出部分会如右图所示那样随着姿势的改变而发生变化，一般来说采取坐姿后可以恢复脊背伸展的状态。

那么，走路的时候会怎样呢？椎间盘突出时，即使是受到轻微的振动，突出部分就会刺激神经，产生剧烈的疼痛。因此，患者走路时就会变得小心翼翼，不知不觉身体变得僵硬，腿部的挪动也变慢、变轻。

而且，在坐骨神经痛等并发时，腿部活动大多会产生某种障碍，有时会拖拉着走路。特别是一条腿发生疼痛时，无意识中会减少这条腿上的负重，走路姿势将变得不自然。

这种疾病，由于在腰椎部分存在产生疼痛的刺激，其特点是腰部不能过度活动。前倾和后倾姿势同样变得非常痛苦。

当做这些姿势很痛苦时，日常生活中很自然的动作就很难完成，从而为生活带来不便。此外，通过触摸可以感受到，脊柱周边的肌肉因疼痛而紧张变得僵硬。

姿势和突出的方式

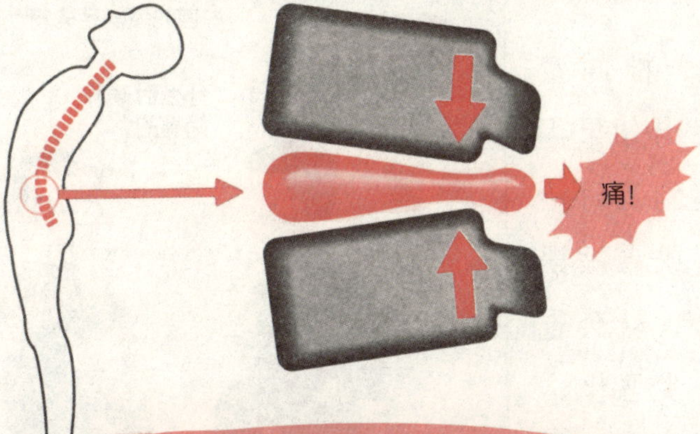

当身体往后仰时，椎体后方受到压力，突出部分被进一步挤出进而压迫神经，疼痛加剧。

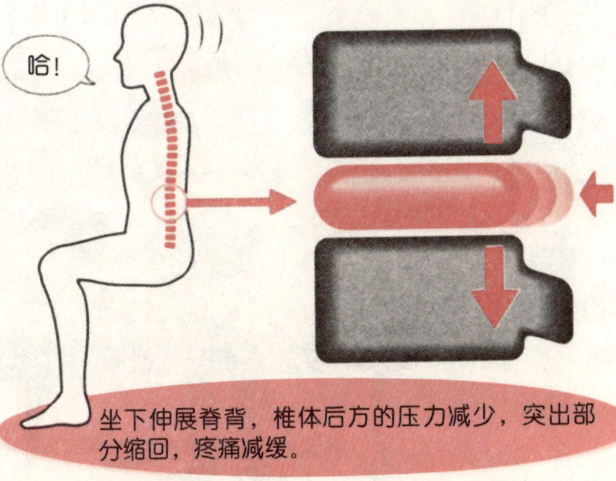

坐下伸展脊背，椎体后方的压力减少，突出部分缩回，疼痛减缓。

椎间盘突出的确诊

椎间盘突出如果得不到及时治疗或者被误诊，就会进一步恶化，给日常生活带来不便。因此，及早接受医生的诊断，采取正确的治疗很重要。其诊断过程如右图所示。

椎间盘突出的诊断流程

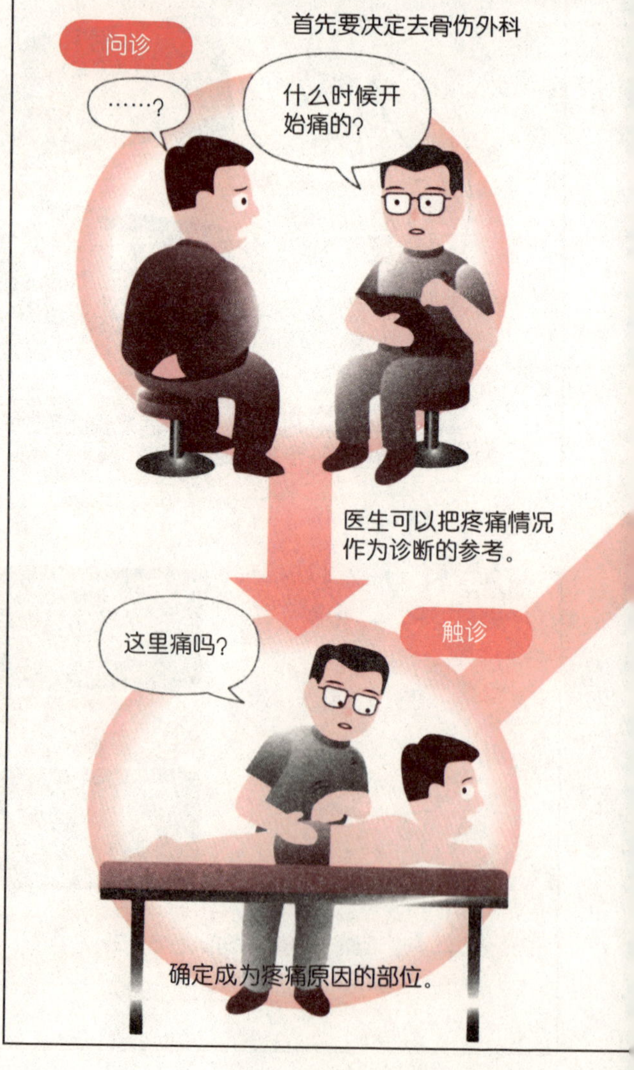

病理诊断

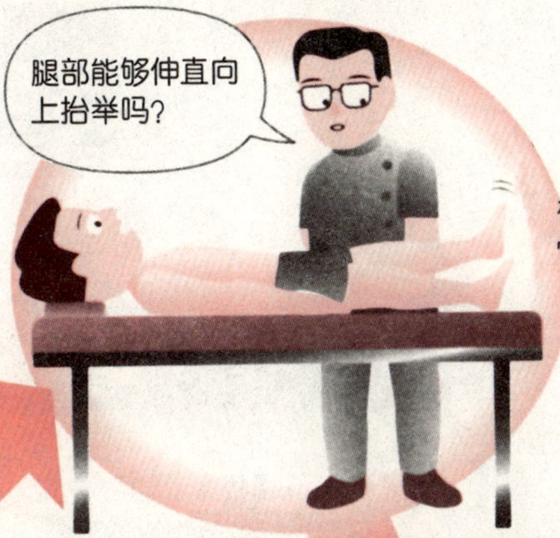

检查椎间盘突出对坐骨神经的压迫。

X线摄影

椎骨的间隙如果变窄，就可能是椎间盘突出。

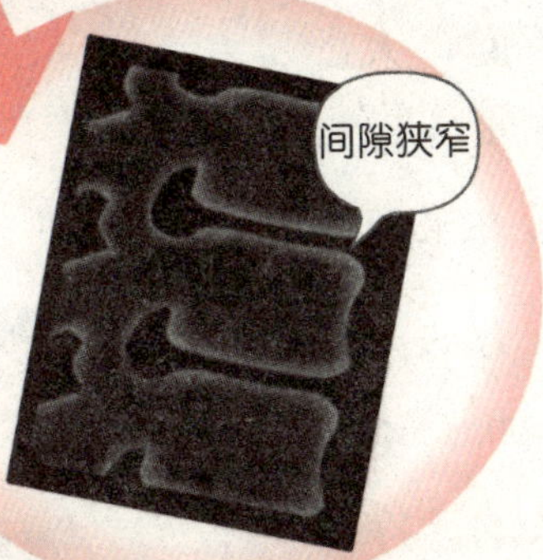

血液检查　尿液检查

如果不能根据以上检查确诊，根据需要可做磁共振、CT（计算机断层扫描）、脊髓造影等检查。

主要采取保守疗法

在椎间盘突出的病例当中，必须通过手术切除弹出髓核的例子非常少，仅占总体的一成左右。也就是说，大部分的患者都可以通过手术以外的方法来改善症状。不做手术的治疗方法称为保守疗法。我们通过右图详细说明其主要内容。

椎间盘突出的保守疗法

保守疗法1
静养疗法

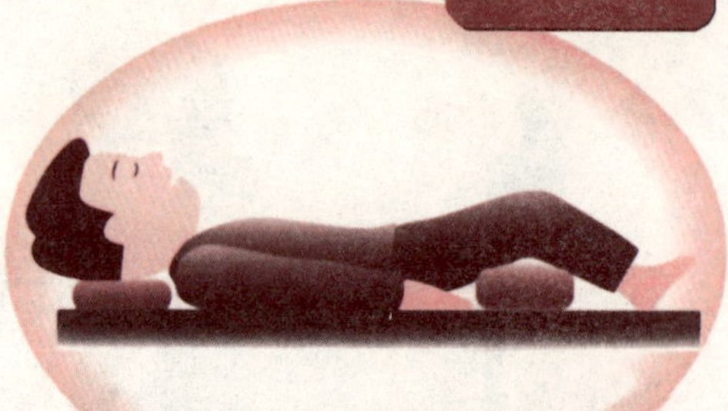

骨关节和膝关节自然弯曲，以没有疼痛的轻松姿势平躺。

保守疗法2
药物疗法

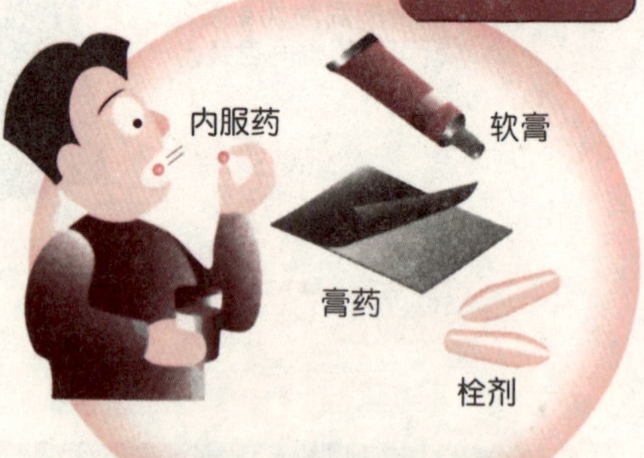

在采取静养疗法疼痛没有减轻时，可以使用这些镇痛剂。如果出现什么不良反应，请尽快咨询医生。

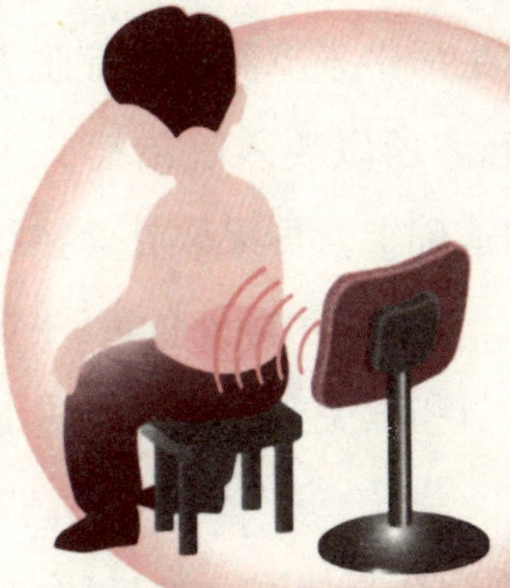

保守疗法3
物理疗法

利用红外线、激光等照射或利用电磁波治疗，缓解由疼痛造成的肌肉紧张，通过腰部牵引或戴上腰带，减轻腰椎的负担。

保守疗法4
运动疗法

锻炼腰部肌肉

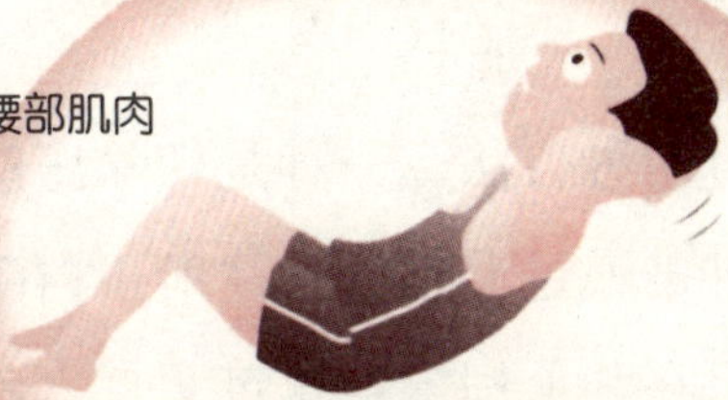

锻炼腰部肌肉，使其能够忍耐剧烈活动。

根据具体情况考虑和硬膜外阻滞（60页）相结合的综合疗法。

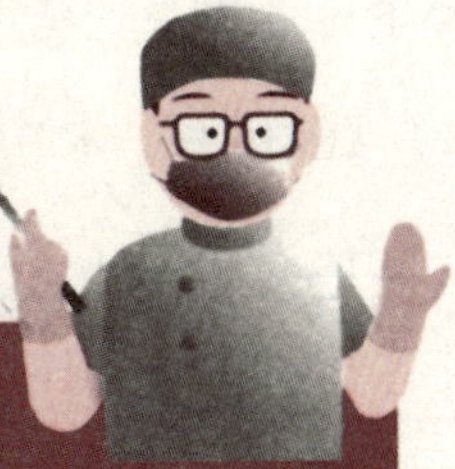

以上保守疗法无法奏效时，考虑最后的手段——手术。

重症椎间盘突出需要住院治疗

保守疗法由于是间断地入院治疗，一般不影响日常生活，但是其中也有对日常生活带来障碍的重症患者。因为要保持绝对的静养状态，所以要入院治疗。入院后，在用药或硬膜外阻滞的基础上，再采取骨盆持续牵引法这一大规模的牵引疗法。这是利用额外负重5～10千克的专用特制床，调节股关节和膝关节的角度，进而使患者保持绝对安静。

坚持这种疗法1个月，观察恢复情况。如果1个月后没有得到改善，仍然出现腿部疼痛或者排尿障碍，就要考虑最后的治疗手段——手术。

椎间盘手术有两种方法。一种是切除压迫神经的突出部分，另外一种是通过向椎间盘注射蛋白酶，使髓核溶解。但是后者只在其他国家被认可，日本国内尚未普及。此外，通过激光溶解椎间盘的方法作为一种新型手术在日本国内少数医院被采用。

在切除手术中一般采用的是后路开窗髓核摘除术。首先在背部切口，露出椎弓，再在出现问题的腰椎椎弓或者黄韧带上切口，然后通过这里切除突出部分。

椎间盘突出的手术疗法

对日常生活带来障碍时

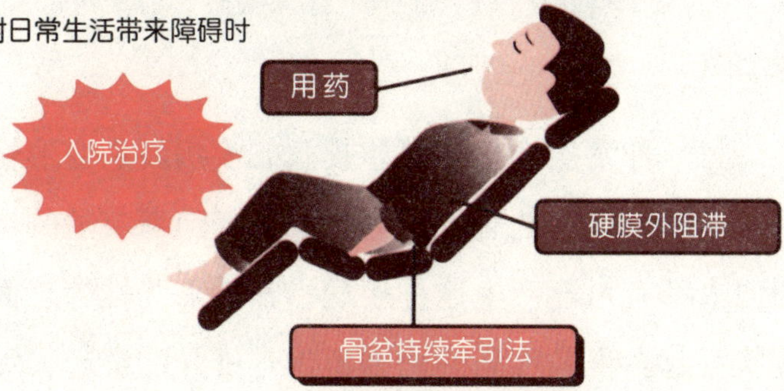

1个月后得不到改善的话

手术

后路开窗髓核摘除术是目前采用的具有代表性的突出切除手术。

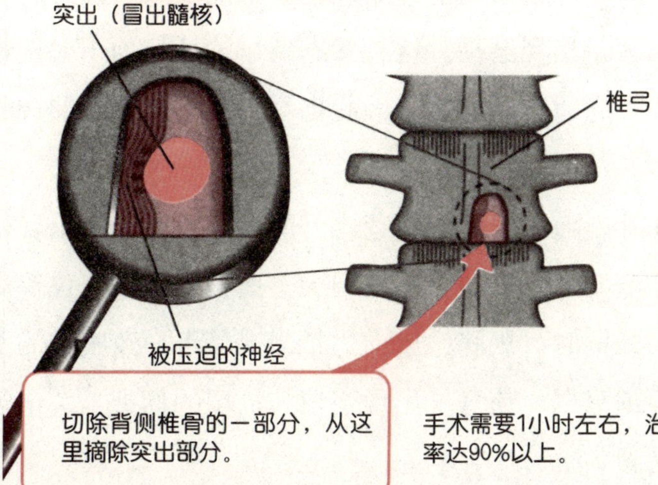

切除背侧椎骨的一部分，从这里摘除突出部分。

手术需要1小时左右，治愈率达90%以上。

什么是变形性脊椎病？

不可避免的老化现象

另一种发病率高的引起腰痛的疾病就是变形性脊椎病，简单来说就是脊椎的老化现象。随着年龄的增长，任何人都有可能产生这种疾病。其特点为椎骨表面出现刺状突起。但是疼痛的原因不仅是椎骨的突起，和各种老化现象、生活习惯的关系也很密切。

那么，椎骨表面为什么会长出突起呢？随着组织老化的进展，腰椎周围的椎间盘、韧带、肌肉组织也逐渐变硬，吸收冲击的功能开始衰退。如此一来，椎骨表面摩擦增大，出现磨损。这种状态持续的话，为了对抗骨质磨损，骨质开始增生，因此出现突起，也就是形成骨刺。

此外，随着椎间盘的老化，厚度减小，开始出现椎骨间隙变窄、韧带硬化、椎间关节磨损、椎体错位等现象。与此同时，肥胖、肌肉力量减退等可导致腰椎的支持力逐渐衰弱，使脊椎出现变形，周围的韧带、关节等组织受到刺激，产生疼痛。

变形性脊椎病——骨表面形成突起的过程

（1）随着年龄的增长，椎间盘开始老化。

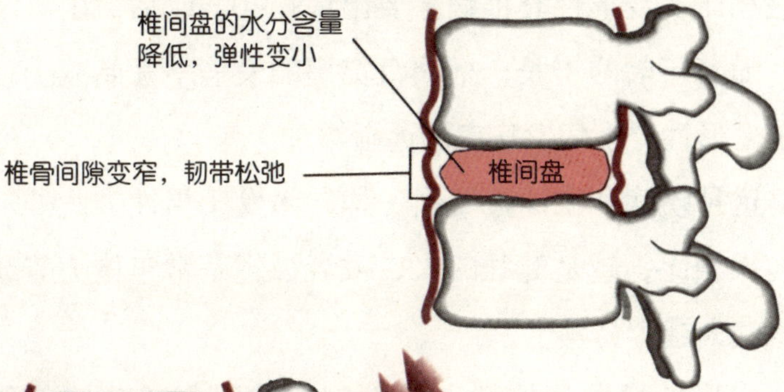

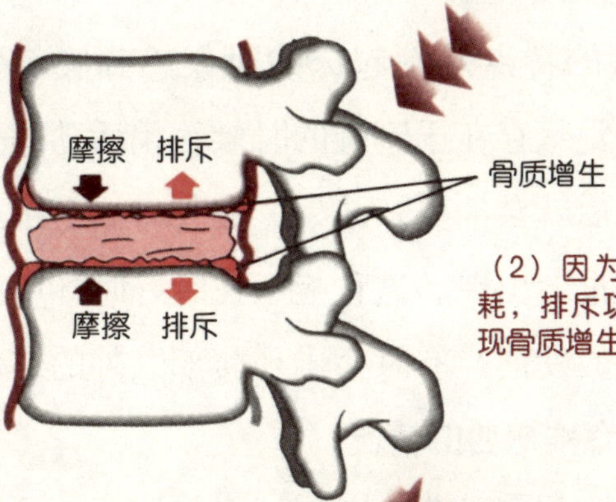

（2）因为椎体摩擦、损耗，排斥功能起作用，出现骨质增生。

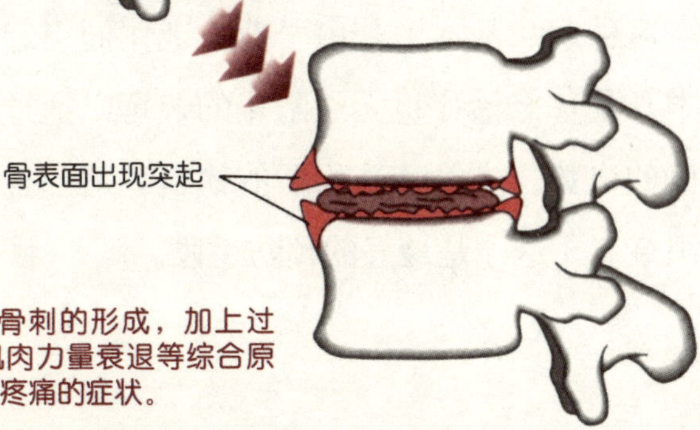

（3）由于骨刺的形成，加上过度劳累、肌肉力量衰退等综合原因，会产生疼痛的症状。

40岁以后出现症状

椎间盘突出大多出现在20～40岁的年轻男性中，与之相比，变形性脊椎病主要出现在40岁以后。中年以后，随着年龄的增长，椎间盘突出的发病率开始减少。但是变形性脊椎病发病率却逐渐增加。

这种疾病和椎间盘突出一样，多发于男性。此外，与瘦人相比，越是健壮的人，或者说越是常年体力劳动过重的人越容易发生。

变形性脊椎病的特点是刚起床的时候感到腰部僵硬。但是，这种感觉只存在于刚醒的时候，稍活动一会儿，身体肌肉放松后就会消失。此外，在长时间走路或者腰部持续用力后也会出现。这种症状在时好时坏中持续。但是随着症状的发展，有时会出现腰部以外的臀部疼痛、腿部麻痹、脊椎弯曲的情况。

这种疾病基本上是由于身体老化而引起的。但是老化本身是什么治疗也无法阻止的。可以通过避免日常不正确的姿势、安排营养均衡的饮食、适当运动等来延缓组织衰老，这才是最好的预防手段。

变形性脊椎病的3个特点

（1）中年期以后，随着年龄的增长，发病率增加。

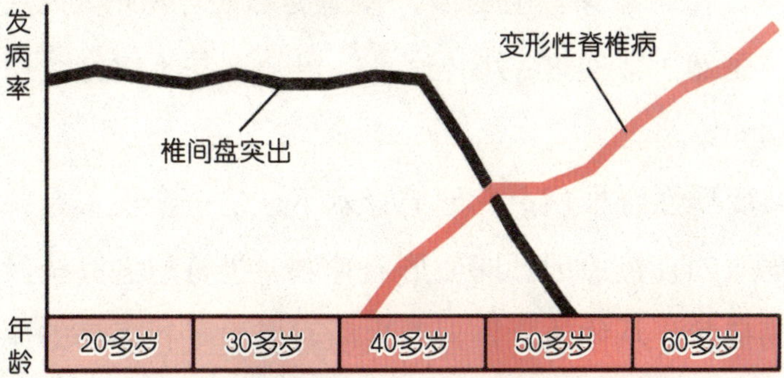

（2）与女性相比，男性多发。

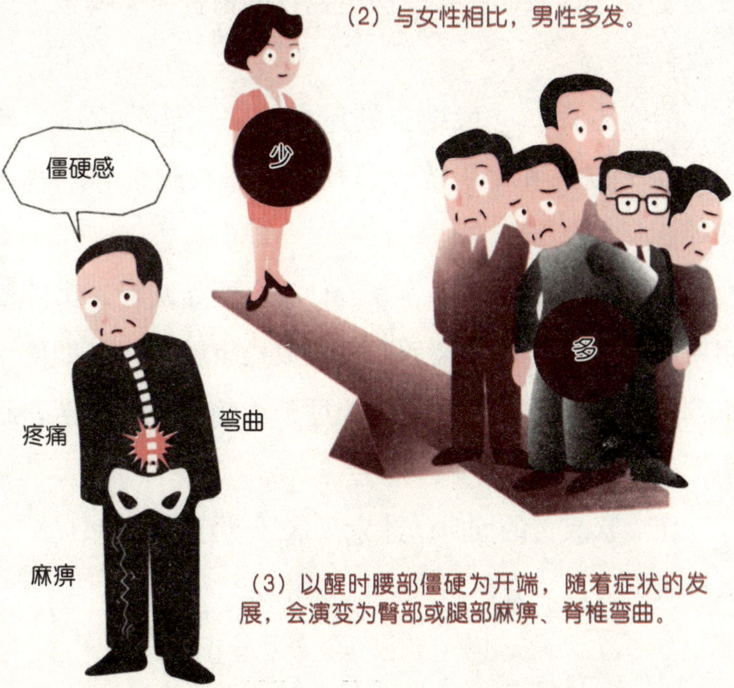

（3）以醒时腰部僵硬为开端，随着症状的发展，会演变为臀部或腿部麻痹、脊椎弯曲。

变形性脊椎病的诊断和治疗

变形性脊椎病的特征之一是椎骨表面出现突起（骨刺），骨头本身发生变形。骨头变形很容易用X线观察到，虽然可以通过X线片确诊，但是这并不能完全明确疾病的原因。

变形性脊椎病中，形成骨刺不过是一个现象，并不是疼痛的直接原因。即使形成骨刺，也有患者完全没有腰痛症状。从体质、体形及生活习惯中寻找疼痛的原因更为重要。让我们在接受医生建议的前提下，积极地进行改善吧。

治疗方面，一般结合具体症状采取静养疗法、药物疗法、温热和牵引等物理疗法、戴束腰带等一些保守疗法。

疼痛开始后，只要静养数日就会明显减轻。另外使用束腰带时，疼痛减轻后要及时放松束腰带，长期使用不利于进一步康复。这是因为过于依赖束腰带的话，肌肉力量会衰退。

在症状改善的同时，注意采取运动疗法（184页），保持肌肉力量、身体的柔软性和耐力。

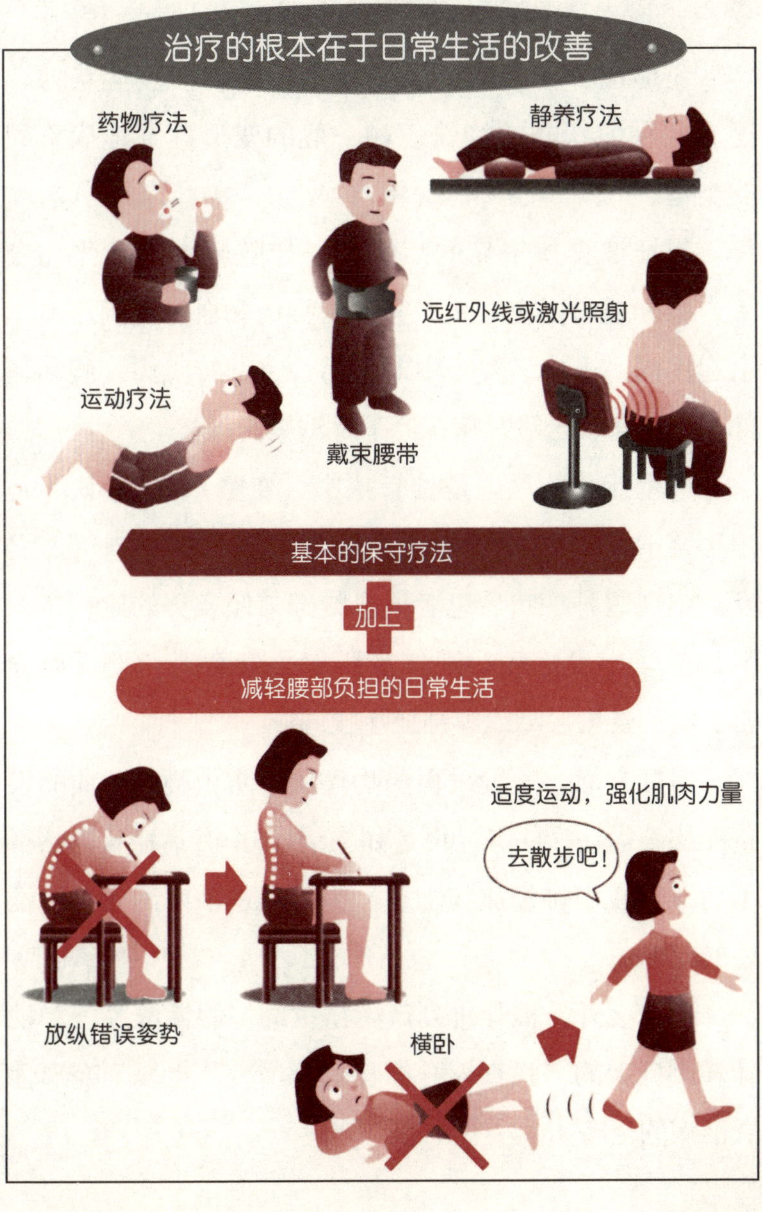
治疗的根本在于日常生活的改善
药物疗法
静养疗法
远红外线或激光照射
戴束腰带
运动疗法
基本的保守疗法
加上
减轻腰部负担的日常生活
适度运动，强化肌肉力量
去散步吧！
放纵错误姿势
横卧

变形性脊椎病的几种特殊类型

变形性脊椎病中，除了如上所述的一般症状外，还有几种症状非常特殊、和一般的变形性脊椎病不同的类型。

腰椎椎管狭窄症的症状为，伴随腰椎的老化和变形，椎管逐渐变窄，从中穿过的神经和血管受到压迫，引起疼痛。本病多发于中老年男性，其特点为，腰和腿部产生疼痛，走路时痛，停下时消失。

产生症状的原因是椎管狭窄（变窄），一般认为是由形成骨刺、椎间盘变形、韧带肥厚、椎骨错位等引发。出现这种症状后患者采取腰部前倾姿势的比较多，腿部除了出现疼痛，还伴有肌肉力量衰退、腱反射异常、麻痹及排尿障碍等神经症状。

治疗方面，一般采用药物疗法、防止腰部弯曲的设备疗法、运动疗法等。但是如果治疗3个月后症状仍然得不到改善或者神经症状加重，需要通过手术切除压迫椎管的部分。

除此之外，椎骨排列产生错位的“假性滑脱”和椎骨骨刺巨大的“强直性脊椎骨肥大增生”也属于变形性脊椎病的范畴。

根据症状有别于一般的变形性脊椎病的腰痛

腰椎椎管狭窄症

有脊髓通过的椎管受到压迫变细刺激神经的疾病。

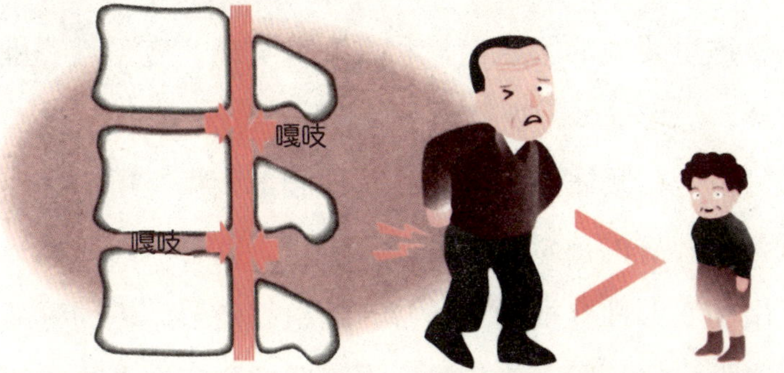

50～60岁及60岁以上的男性较多

假性滑脱

椎间关节变形，衔接出现异常，腰椎向前滑脱。

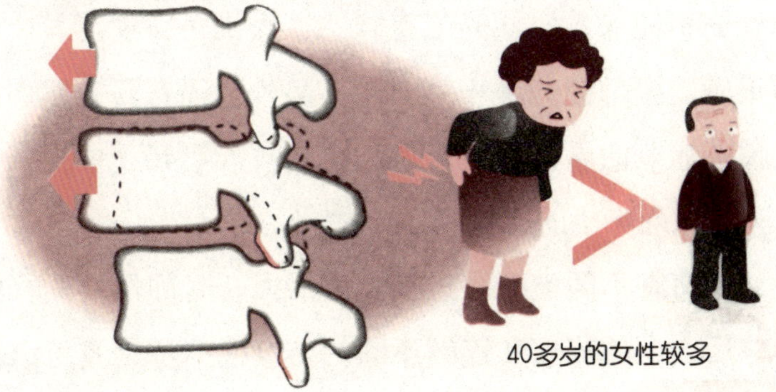

40多岁的女性较多

引起腰痛的其他疾病

三大腰痛病之一——腰痛症

这里要说的腰痛症，和椎间盘突出、变形性脊椎病一样，患者很多，被称为三大腰痛病之一。

但是，腰痛症的叫法和其他腰部疾病有所区别，有点含糊其辞的感觉。即使拍X线片，也看不到像椎间盘突出和变形性脊椎病那样特有的组织变形，但同时又感到隐隐作痛，所以为此类原因不明的腰痛取名为“腰痛症”。实际上，反映腰痛的患者中有一半都是这种腰痛症。

原因也不出所料，一般认为，这种疾病因腹肌和背肌衰弱不能保持脊柱的笔直状态、腰椎负荷过度、姿势不正确、腰部疲劳堆积等引起。另外，还有覆盖肌肉的肌膜炎症刺激腰部神经产生的疼痛或者第46页中提到的因为紧张而产生的腰痛等。

疼痛有不同类型，包括工作后或长时间保持同样的姿势后产生的疼痛和连续不断的持续疼痛等，真可以说是“无名的腰痛”。

无名的腰痛——腰痛症

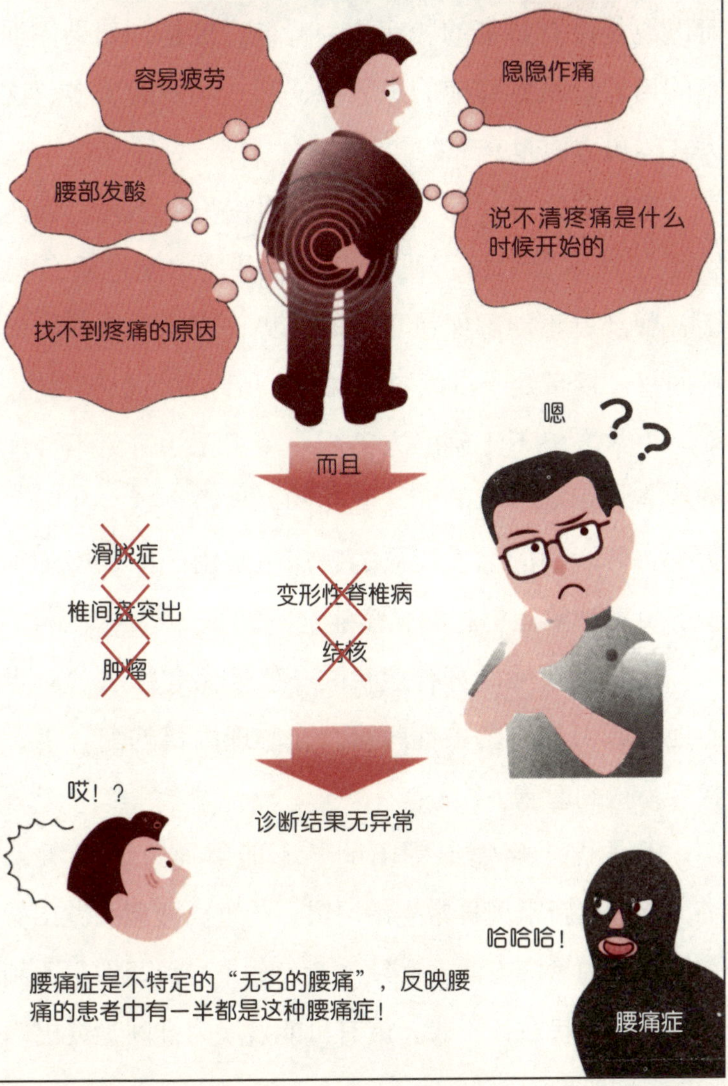

腰痛症是不特定的“无名的腰痛”，反映腰痛的患者中有一半都是这种腰痛症！

易患腰痛症的人群

原因虽然如此，但是疼痛方式及症状各种各样，这可以说是没有特征的腰痛症的特征。但是，如果仔细观察的话，反映腰痛症的患者中，20～40岁的居多，这些人在体质方面也有一些共同点。

这些共同点，简单来说就是肌肉力量不强。因此，腰部经常承受负担。肌肉力量衰退，承受过重负担的话，腰部就不能够保持正确的姿势，弯曲加重，肌肉、椎间盘、韧带处于持续紧张状态，所以容易引起腰痛。

平常姿势不正确的人、职业关系无法避免不合理姿势的人、运动不足的人、肥胖的人更符合这个共同点。另外，妊娠中的妇女反应的腰痛也是由于体重增加导致腰部负担加重而引起的腰痛症之一。

治疗方面采取符合症状的一般性保守疗法。对于由心理问题引起的紧张性腰痛，在心理内科的配合下，症状容易得到改善。

但是由于疼痛原因不明，不能够通过医学手术解决，那么重新审视日常生活习惯，为远离腰痛而做出努力是最有效的治疗方法。必须注意，如果生活习惯得不到改善或者对症状放任不管，就有可能发展为椎间盘突出。

“腰痛症”的复杂病因

腰痛症是由多个原因综合引起的。

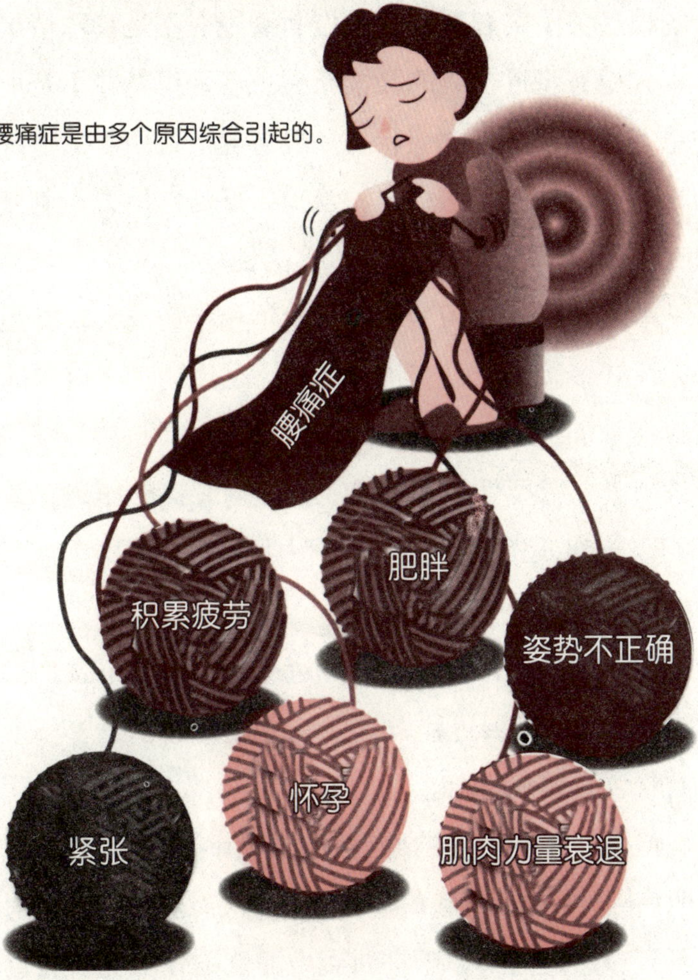

发病原因都和生活直接相关，有腰痛苗头的人请尽快改善生活习惯。

运动员易患腰椎断裂

腰椎断裂多发于第4、5腰椎，其症状为椎骨后方部分的椎弓关节突起断裂。腰椎断裂绝对不是特殊情况，日本人中有将近一成的腰椎断裂患者，但是并不是所有的患者都能出现自觉症状。一般情况下，由于关节部分的断裂，腰椎变得不稳定，当受到反复作用力，刺激加大时才出现疼痛。疼痛类型大多为钝痛。

本病的患者中10多岁的青少年和年轻成人、做运动的人比较多。之所以青少年多发，是因为在未成熟的骨骼上反复加力，从而引起疲劳性骨折。因此，为了防止腰椎断裂，需要调整运动量，控制对骨骼的压力。最好一天运动2小时左右，并且一周内抽出1～2天作为恢复体力的休息日。

出现疼痛后，应停止剧烈运动，通过戴束腰带稳定后观察疼痛的发展过程。青少年骨骼恢复比较快，3个月左右断裂的部分就能够再次愈合。

但是，在对疼痛的原因做出判断时需要注意，为了查明病因，应接受X线检查，发现断裂时就可以确诊为腰椎断裂。这是因为，腰椎断裂中即使椎骨出现断裂也未必伴有疼痛，也有可能是其他的腰部疾病产生的疼痛。

什么是腰椎断裂?

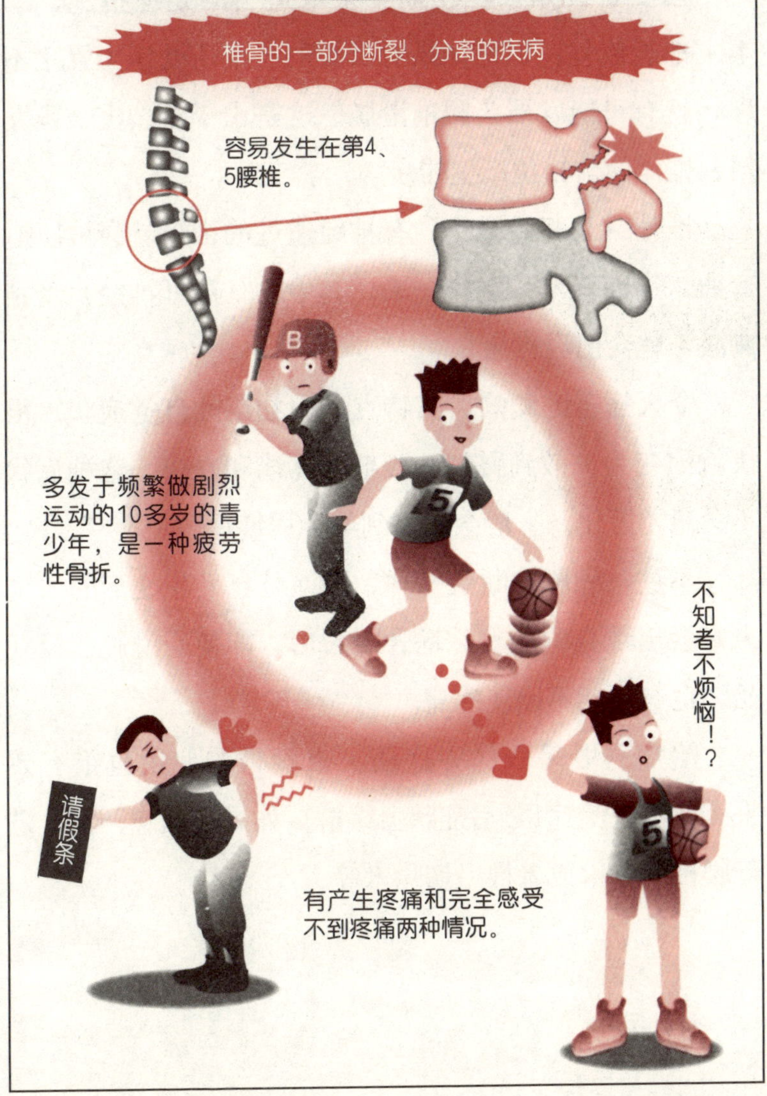
椎骨的一部分断裂、分离的疾病
容易发生在第4、5腰椎。
多发于频繁做剧烈运动的10多岁的青少年，是一种疲劳性骨折。
B
5
不知者不烦恼!?
请假条
5
有产生疼痛和完全感受不到疼痛两种情况。

从腰椎断裂到腰椎滑脱

腰椎断裂如果在初期并采取适当的处理措施，基本上都能恢复；但是如果对断裂的腰椎所受压力置之不理，就有可能发展为腰椎滑脱。这是由于断裂进一步发展，椎体向前错位产生的疾病。

椎骨一旦开始错位，有神经通过的椎管就会被压迫弯曲，进而变窄。这样一来，其中的马尾（神经）受到刺激，就会出现疼痛。

令人痛苦的腰痛，其特点是由初期的自觉症状，很快就演变为扩散到臀部和腰部的疼痛和麻痹。这种症状不会急剧恶化，一般会发展到某种程度后停止。

不过，和腰椎断裂一样，即使是已发生变形的人也未必会出现自觉症状。椎骨断裂后，即便是滑脱已经开始，也有可能不出现疼痛。

治疗一般采取保守疗法。束腰带的使用也很有效果。基本上治疗1年后症状会缓解，如果不理想，需要进行腰椎固定术或者椎弓切除术等。

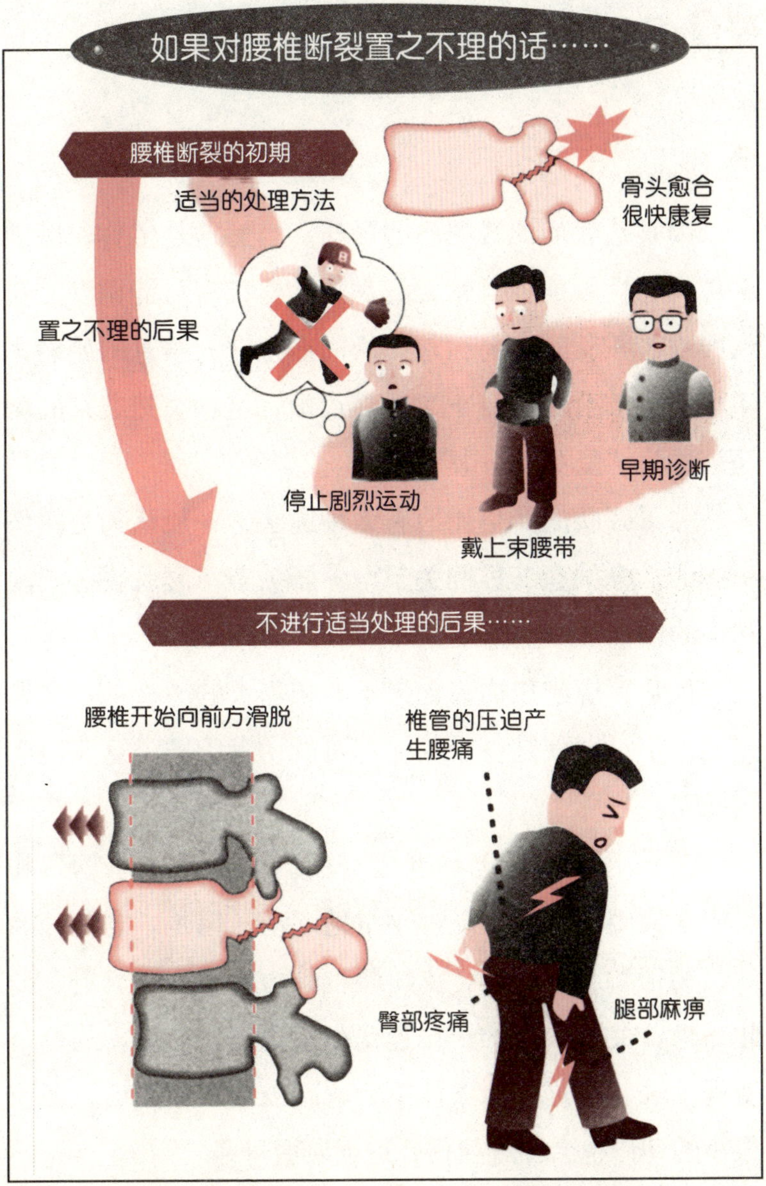
如果对腰椎断裂置之不理的话……
腰椎断裂的初期
适当的处理方法
骨头愈合
很快康复
置之不理的后果
停止剧烈运动
戴上束腰带
早期诊断
不进行适当处理的后果……
腰椎开始向前方滑脱
椎管的压迫产
生腰痛
臀部疼痛
腿部麻痹

广为人知的腰痛——闪腰

由腰部扭伤引起

闪腰是我们比较熟悉的腰痛。当然这是俗称，医学上称为急性腰痛。日常无意识的动作都有可能诱发，在弯腰或者扭腰时容易引起。瞬间产生让人窒息的剧痛，不少患者都会当场蹲下来。在德国，这种突然袭来的剧痛被称为“魔女的一击”。

关于闪腰的产生原因有多种说法。一般认为是扭伤引起的。椎间盘、椎间关节、荐肠关节、腰肌膜等出现扭伤的话就会产生闪腰。

但是，说起扭伤，如果不是相当大的力量是不会发生的。不过即使是打个喷嚏都可能诱发闪腰。这又是为什么呢？

实际上，闪腰也和老化有关。腰椎是由于韧带和肌肉在周围支撑着才能够平滑地活动。但是，老化开始后，韧带和肌肉变弱，支持腰椎的力量也逐渐衰退。如此一来，关节本身的衔接也变得不稳定，对运动的调节变得困难。在这样的条件下，弯腰或者扭腰的话，即使很小的动作也会引起扭伤，进而刺激神经。

闪腰——急性腰痛的症状

我们以“闪腰”为名字而熟知的症状，在德国被称为“魔女的一击”。

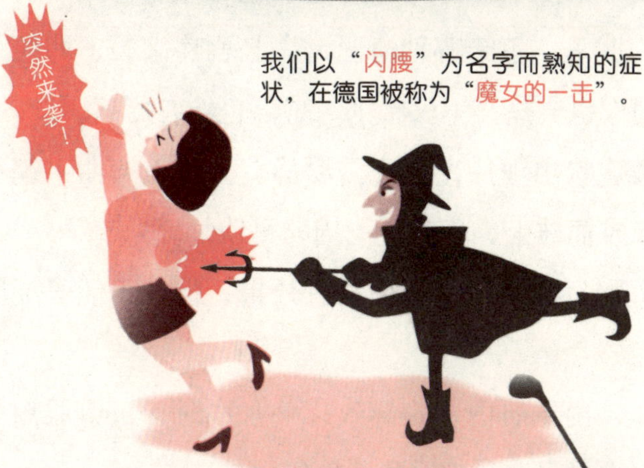

但是，实际上也不可能是魔女捣的鬼。

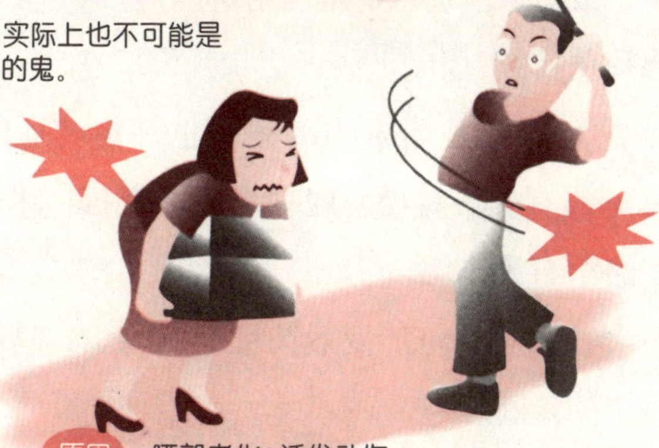

原因 = 腰部老化+诱发动作

由若无其事的动作引起的椎间盘、椎间关节、荐肠关节的扭伤或韧带、腰肌膜的断裂引起的疼痛。

有时会成为椎间盘突出的先兆

闪腰的处理方法

闪腰基本上都伴有剧烈疼痛，也有在短暂微痛后出现剧痛的例子。不管哪种情况，一旦剧痛来袭，即便是微小的动作也会痛，不仅腰部，臀部也伴有疼痛。

闪腰症状出现后，首先需要静养。膝盖弯曲平躺在稍硬的床或棉被上，静养1～2周即可恢复。

疼痛剧烈时服用镇痛药很有效果，但是不能长期服用。

此外，由于肌肉紧张导致疼痛加剧时，可以服用肌肉松弛剂或者采取局部麻醉注射等措施。

当疼痛持续2周以上或者症状频繁反复时需要注意。这种情况可能不是简单的闪腰，也许由其他的疾病引起。常见的有骨质疏松、腰椎病理性骨折、化脓性脊椎炎、尿路结石等。

再者，闪腰有可能发展为椎间盘突出，这时一定要接受医生的诊断。

闪腰症状出现后

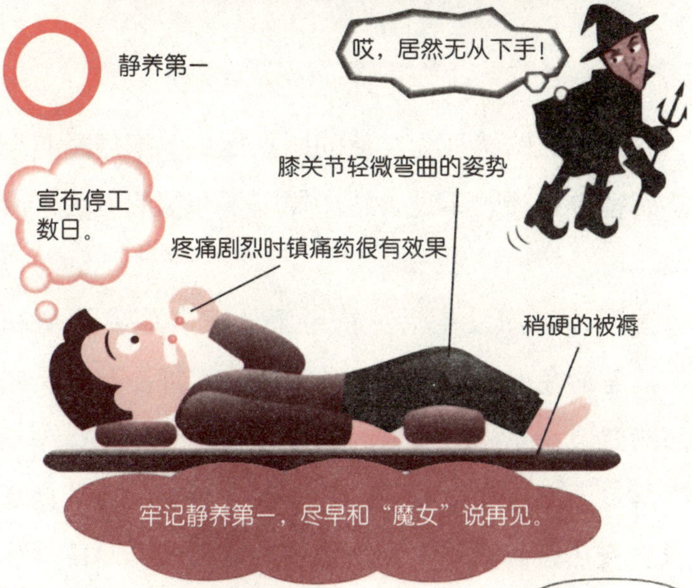

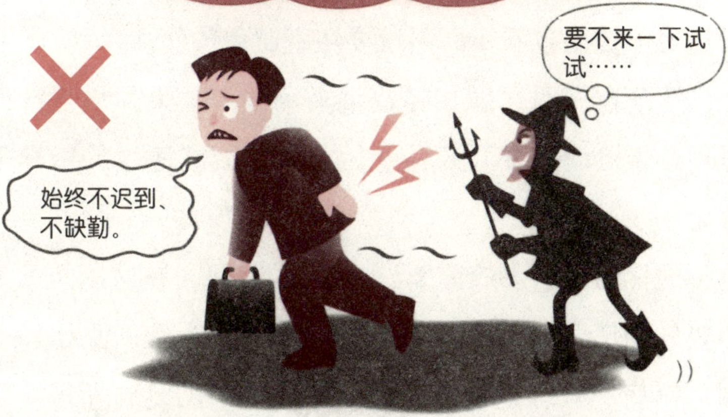

不管多么在意工作，闪腰时也果断静养，否则就会永远和“魔女”纠缠不清。

腰痛的应急处理

对于急性腰痛，绝对静养是不二法则

急性腰痛的特征为突然的剧烈疼痛，疼痛时甚至让人感到精神崩溃。不过，请参照以下介绍的方法来冷静处理。

首先，疼痛发生后尽快平卧，或者依靠墙壁和扶手，注意避免勉强的动作。此外，在患部冷敷具有减轻疼痛的效果。

两三天后疼痛会减轻，为了促进患部的血液循环，可以进行热敷。除了市面上销售的膏药外，一次性怀炉和热毛巾效果也不错。不过要注意避免烫伤。

疼痛严重时，服用镇痛消炎药很有效果，但是盲目服用的话会带来不良反应，因此一定要在医生的指导下服用。

这样的方法去痛需要1周左右的时间，在这期间千万不要勉强活动，以右图所示的姿势平卧为佳。假如1～2周后疼痛不减轻，或者患部依然发热，需要到骨科接受诊断。

急性腰痛的应急处理

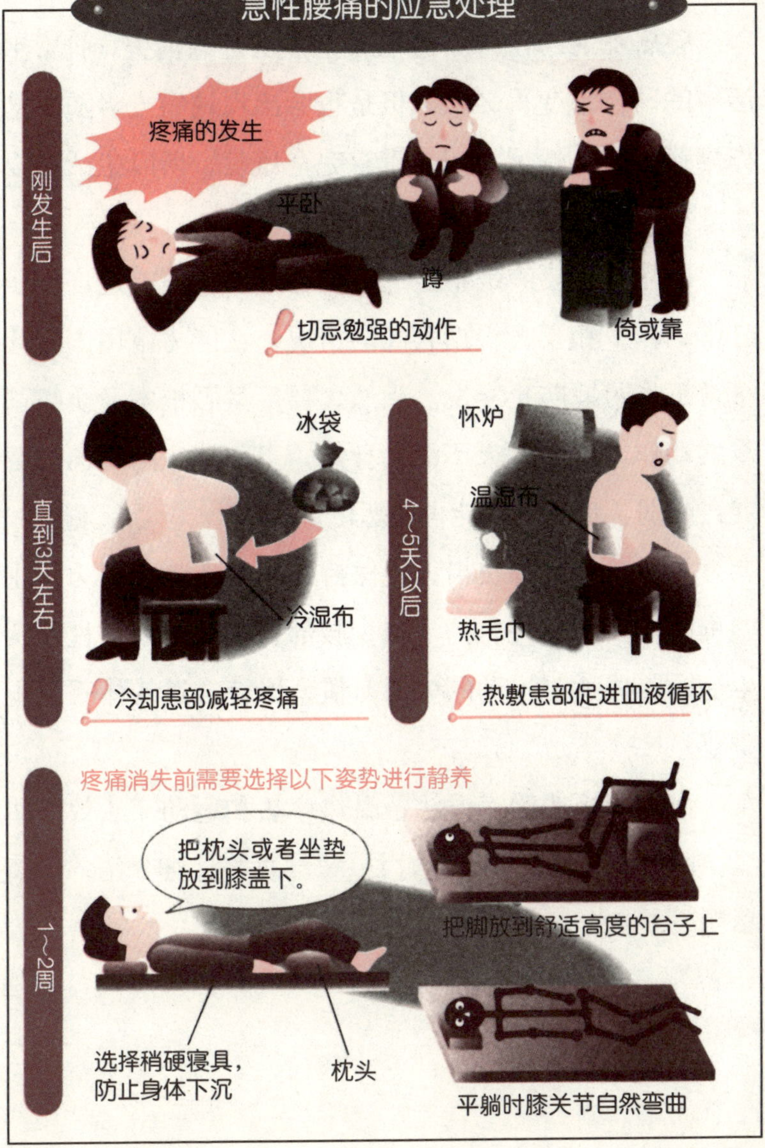
刚发生后
疼痛的发生
平卧
蹲
倚或靠
切忌勉强的动作
直到3天左右
冰袋
冷湿布
冷却患部减轻疼痛
4~5天以后
怀炉
温湿布
热毛巾
热敷患部促进血液循环
1~2周
疼痛消失前需要选择以下姿势进行静养
把枕头或者坐垫放到膝盖下。
选择稍硬寝具，防止身体下沉
枕头
把脚放到舒适高度的台子上
平躺时膝关节自然弯曲

急性疼痛消失后的注意事项

腰痛发生1周左右，急性疼痛就会逐渐消失，日常生活中的动作就变得轻松，但是也会出现钝痛或者随着动作疼痛加剧的情况。因为没有完全康复，所以生活中要注意如右图所示的几个动作。

而且最重要的是不能过于担心复发，不能过度控制日常动作。相反，根据腰部的情况，在能力范围内继续日常工作可以防止复发。当然，要严禁腰椎本身负担过重的动作，不过如果不活动身体，患部周边的肌肉力量就会减弱，症状就可能再次恶化。

为了减少腰部负担，要保持正确的姿势，努力防止腰椎的弯曲。此外，为了减少腰部负担，重新审视饮食生活，养成适当运动的生活习惯，保持合适的体重也很重要。

作为积极的治疗方法，温热疗法和运动疗法效果明显，简单易行。关于运动疗法，184页将详细介绍，敬请参考。

疼痛消失后

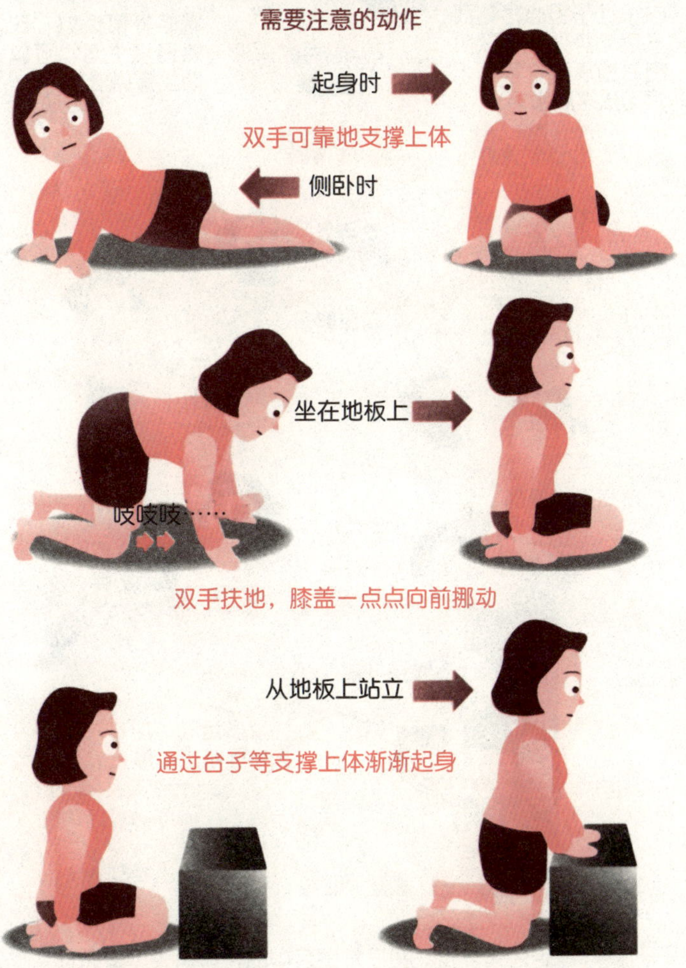

注意　切勿使力，要用慢动作！

专栏2　复发人群与不复发人群

由于过于担心疼痛而不活动身体，导致肌肉力量衰退，因此永远无法摆脱腰痛。

减轻腰部负担，改善日常生活，可以防止疼痛复发。

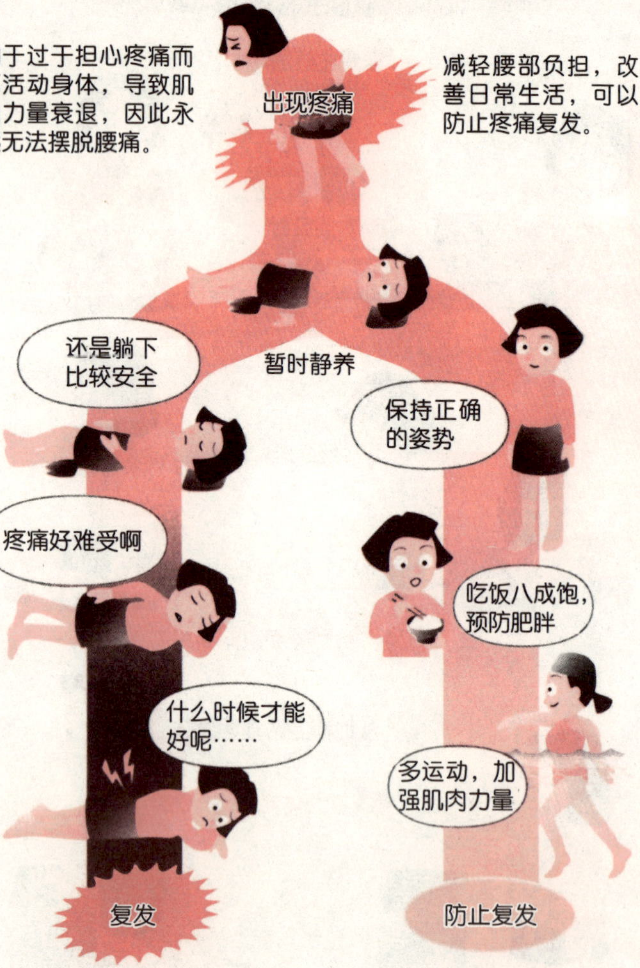

稳定还是复发，和日常生活中的习惯有关。疼痛减轻后要尽量活动身体，努力改善生活习惯。

第3章

膝痛的原因是什么？

膝痛的各种情况

膝痛的元凶——骨变形和滑膜炎

究竟膝关节出现什么情况时会产生膝痛呢？

膝痛当中最多的就是由于膝关节的磨损、变形而产生的疼痛。这种疼痛由以下步骤产生。

首先，由于老化或者受伤，膝关节内的关节软骨逐渐磨损，脱落的碎片漂浮在关节内，受到这种碎片的刺激，关节内壁——滑膜出现炎症。

其次，人的身体在受到细菌等异物入侵时，为了消灭这些异物，体内就会产生某种化学物质。这种情况下就会把滑膜的炎症当成异物，发出“释放化学物质消灭异物”的命令。实际上是这种化学物质中的细胞因子引起的疼痛。

再者，由于疼痛，患部周围的肌肉开始紧张，血液循环受阻，残留在组织的致痛物质就不能及时排出。这样膝痛就不易好转，逐渐陷入恶性循环。

滑膜炎症引起的疼痛

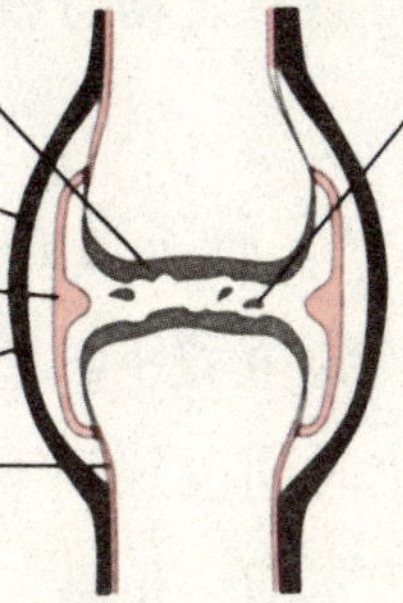

由于老化和受伤，关节软骨逐渐磨损，脱落的碎片漂浮在关节内

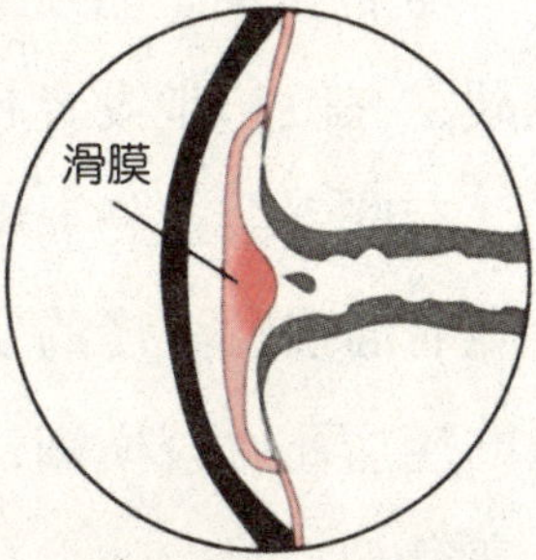

受到脱落的关节软骨碎片的刺激，滑膜出现炎症。

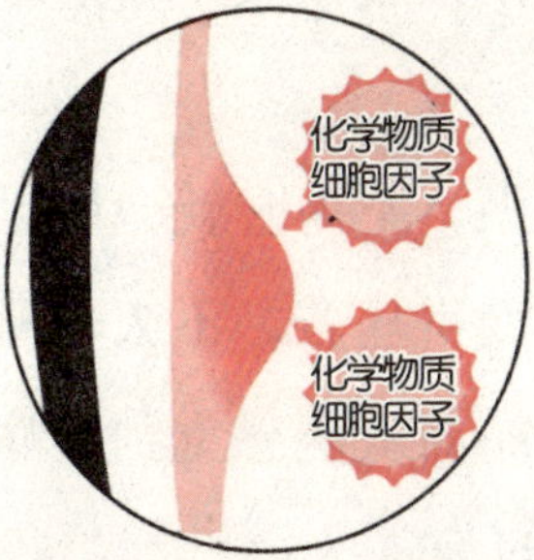

对炎症发生反应，放出化学物质，其中包含有引起疼痛的细胞因子。

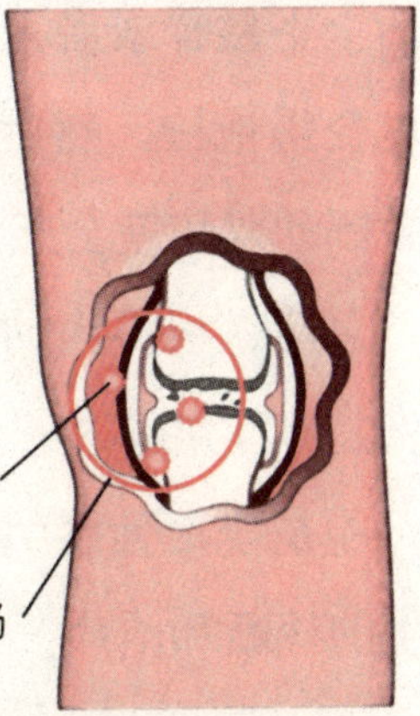

由于细胞因子引起疼痛，患部的血液循环受到阻碍，导致肌肉紧张。如此一来，致痛物质和废物就会残留在组织内不能及时排出，症状很难得到改善。

膝部有哪些疼痛?

对于健康的人来说，走路的动作几乎是无意识地进行的。但是膝部产生某种障碍时，走路时就会感到不适或疼痛。

疼痛初期，首先膝部会有某种不适感。感到膝部僵硬、在做起步或者起跑等膝关节动作时感到沉重。此外，有些人会在一天中的固定时间段感到不适，也有人会随着温度和湿度的变化感到不适。但是，这个阶段出现的疼痛还比较模糊，因为不久就消失了，所以很少有人在意。

随着症状的加重，在跪坐、下蹲时就会明显感到疼痛。上下楼梯或者走斜坡时变得痛苦，不久，即使走平路也变得拖拉。然后，仅仅站着就能感觉到钝痛，哪怕稍微挪动双腿就会感到剧烈的刺痛。

之后，根据人的年龄和具体原因会出现各种疼痛。特别是到了40多岁，如果感觉到膝盖像卡着了一样，就有可能是变形性膝关节病，千万不能放任，要尽快接受医生的诊断和治疗。

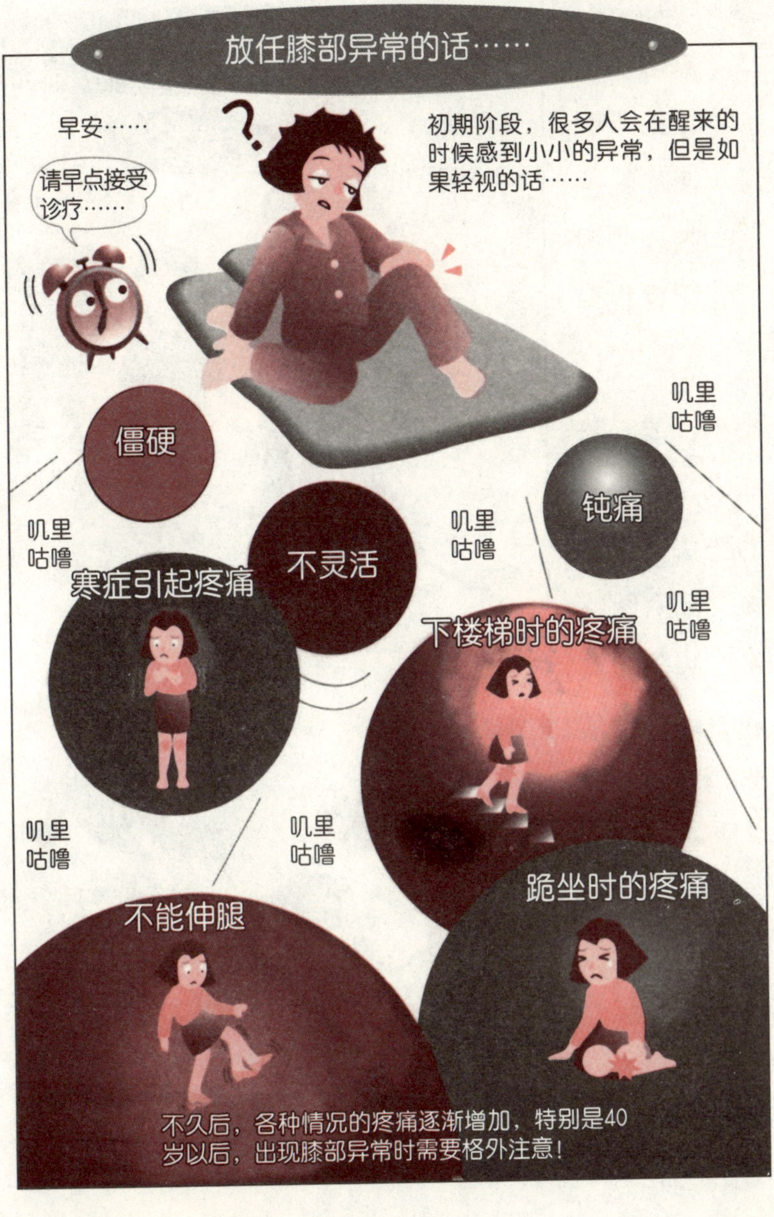
放任膝部异常的话……
早安……
请早点接受诊疗……
初期阶段，很多人会在醒来的时候感到小小的异常，但是如果轻视的话……
叽里咕噜
僵硬
叽里咕噜
钝痛
叽里咕噜
不灵活
寒症引起疼痛
叽里咕噜
下楼梯时的疼痛
叽里咕噜
叽里咕噜
不能伸腿
跪坐时的疼痛
不久后，各种情况的疼痛逐渐增加，特别是40岁以后，出现膝部异常时需要格外注意！

膝痛以超越腰痛的势头不断增加，其主要原因和症状有哪些？

目前，膝痛以压倒腰痛的势头逐渐增多，如右图所示，膝痛的发病原因可以分为4类。

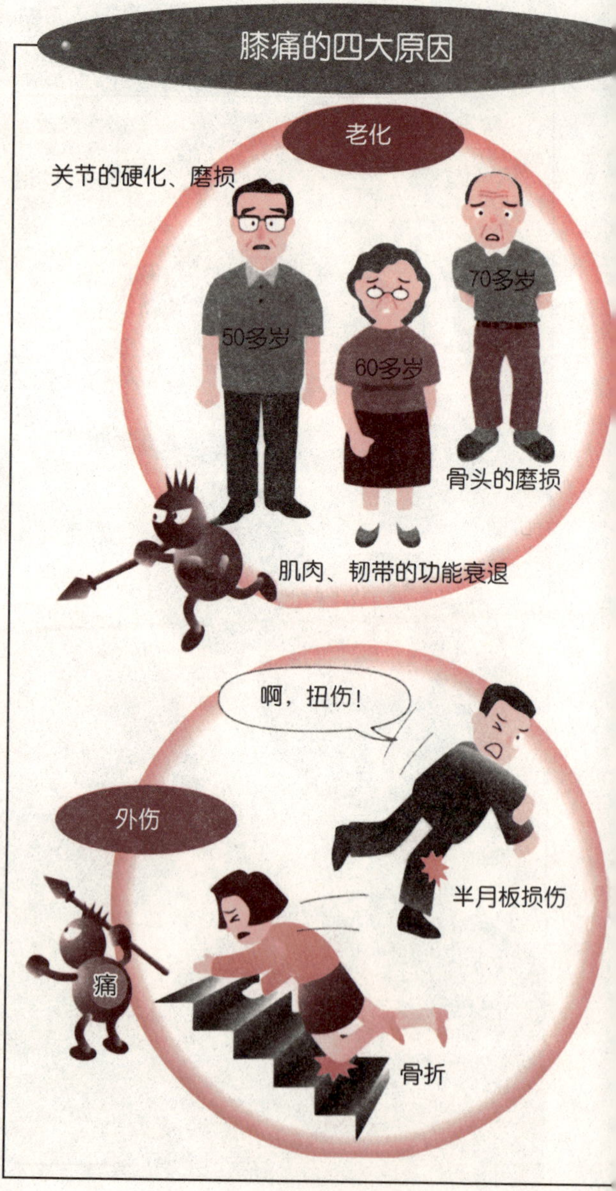

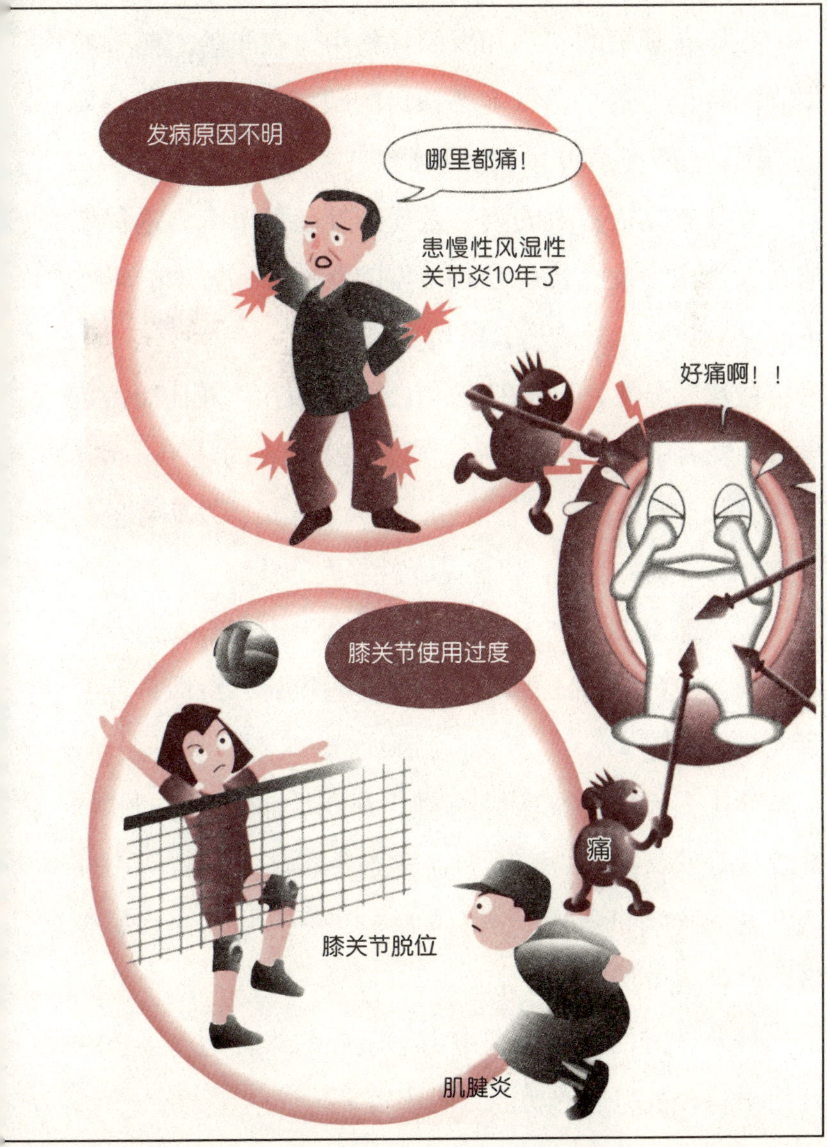
发病原因不明
哪里都痛！
患慢性风湿性
关节炎10年了
好痛啊！！
膝关节使用过度
痛
膝关节脱位
肌腱炎

根据年龄划分的膝痛原因

在伴有膝痛的疾病和组织损伤中，在年龄方面有着很强的特征。这里，以本书探讨的膝痛疾病为中心，来看一下这些疾病和年龄的关系吧。

青壮年以后多发的疾病是变形性膝关节病。这种疾病在女性中多发，集中在40多岁的女性和50多岁的男性中。之后随着年龄的增长呈增多趋势。

慢性风湿性关节炎在20岁以后开始发生，相比而言是一种年轻人中也出现的疾病。原来患者最多的是20～40岁或40岁以上的人群，但是最近，步入老年后的发病者也在增加。从性别上来看，仍然是女性多发的疾病。

膝关节意外的原因导致膝痛的疾病中有痛风，是40～60岁或60岁以上的壮年期多发的疾病，男性患者占到九成以上。

除了上面列举的3种疾病外，在高龄期可以遇到“特发性股骨头坏死”（132页）。这是一种膝关节骨头一部分坏死的疾病。此外，随着年龄的进一步增长，骨质变脆，股骨头骨折也比较常见。

另外一方面，年轻人中由于激烈的体育运动或者过度使用综合征引起的功能障碍比较多。

不同年龄段产生膝痛的原因

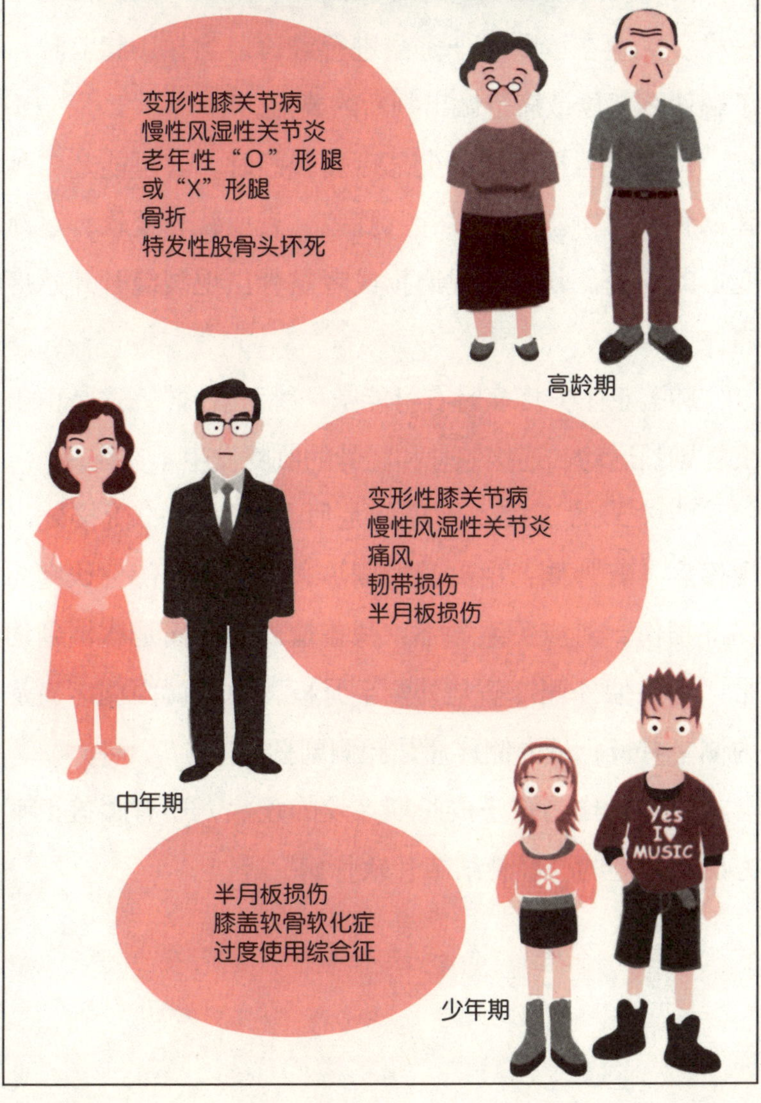

根据疼痛部位可推断的疾病和损伤

同样的膝痛症状，由于原因的不同，疼痛部位也不一样。医生在诊断时一定会进行触诊。当按压膝盖时，了解什么部位最痛是做出判断的要点。

首先，当按压膝盖上部疼痛强烈时，有可能是“髌骨软骨软化”。这是髌骨（膝盖）表面软骨变软、逐渐变形的疾病。软骨出现磨损或者髌骨出现裂缝时开始疼痛。

膝盖正下方疼痛时有可能是“跳跃者膝”，这是由于反复剧烈运动，连接髌骨和胫骨的肌腱发生了炎症。

膝关节的连接处，也就是股骨和胫骨的衔接处出现疼痛，有外侧、中央、内侧等，一般根据部位认定为局部损伤。对应关系如下：膝盖最外侧疼痛是腓侧副韧带，中线偏外侧疼痛是外侧半月板，中线偏内侧疼痛是内侧半月板，最内侧疼痛是胫侧副韧带。

此外，作为孩子成长期多发的疾病，还有膝盖正下方出现疼痛的“胫骨结节骨软骨病”等。

根据疼痛部位可推断的膝盖异常

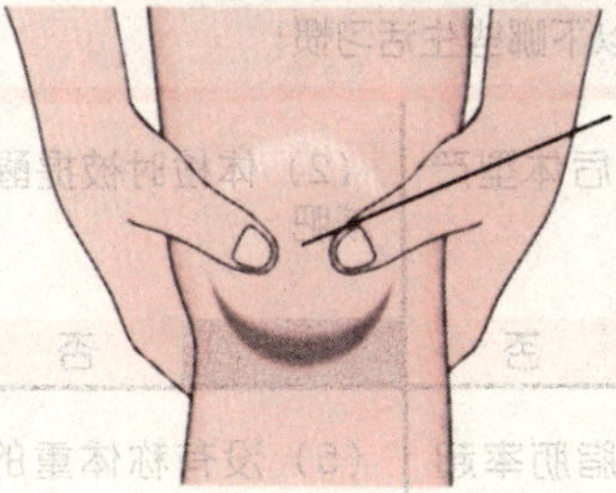

按压膝盖上方疼痛剧烈时
髌骨软骨软化：有可能出现膝关节软骨磨损，髌骨出现裂缝

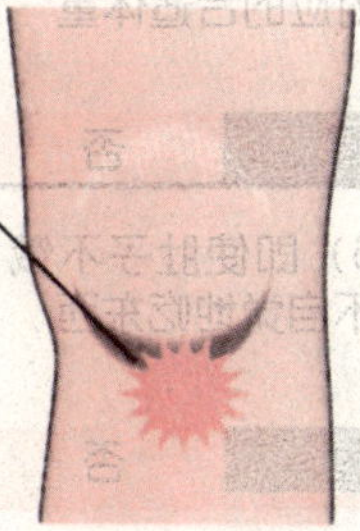

按压膝盖正下方疼痛剧烈时
跳跃者膝：可能由于反复剧烈运动，连接髌骨和胫骨的肌腱发生炎症

按压膝关节的连接处疼痛剧烈时

内侧疼痛
胫侧副韧带损伤

中线偏外侧疼痛
外侧半月板损伤

外侧疼痛
腓侧副韧带损伤

中线偏内侧疼痛
内侧半月板损伤

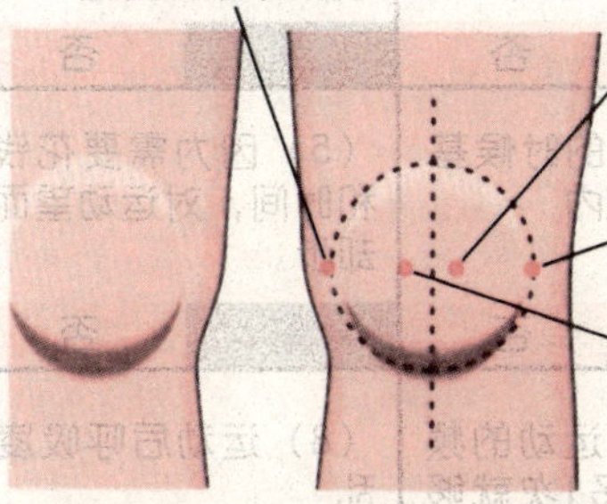

此外，作为孩子成长期多发的疾病，还有膝盖正下方出现疼痛的“胫骨结节骨软骨病”等。

了解一下自己是否有容易引起膝痛的习惯吧！

请对照你有以下哪些生活习惯！

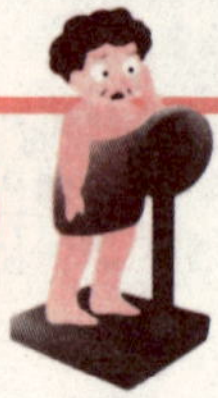

测试1 肥胖（各1分）	（1）中年后体型严重发胖 是 否	（2）体检时被提醒减肥 是 否
（3）不知道自己身高对应的合适体重 是 否	（4）身体脂肪率超过30% 是 否	（5）没有称体重的习惯 是 否
（6）即使肚子不饿也不自觉地吃东西 是 否	（7）不了解自己一天吃了多少东西 是 否	（8）裸体站在镜子前面时发出“居然这么胖”的感慨 是 否

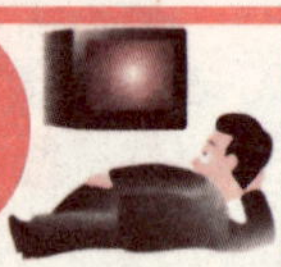

测试2 缺少运动（各1分）	（1）始终讨厌运动 是 否	（2）外出时考虑不需要走路的方式 是 否
（3）日常生活中没有“去散步”的意识 是 否	（4）空闲的时候基本上蜗居室内 是 否	（5）因为需要花钱和时间，对运动望而却步 是 否
（6）活动后容易疲劳 是 否	（7）认为运动的频率一周顶多1次就够了 是 否	（8）运动后呼吸凌乱 是 否

容易引起膝痛的生活习惯有哪些？

致病原因大部分潜藏在生活中

虽然膝痛的原因多种多样，但是易患膝痛的人好像有共同的习惯。作为潜藏在日常生活中的致病原因有肥胖、缺少运动、运动方法不当及职业问题等4个。那么，通过回答左图中的“是”或“否”可以确认一下自己的生活习惯是否容易引起膝痛。

测试3 运动方法不当

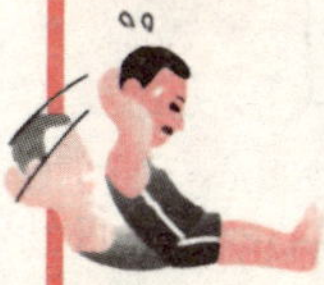

（各2分）

（1）做运动时没有充分地做准备活动和整理活动	是	否
（2）不做防止运动受伤的体能训练	是	否

测试4 职业的问题

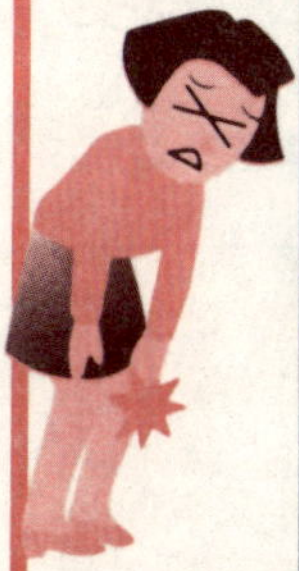

（各3分）

（1）由于职业的关系，经常搬运重物	是	否
（2）由于职业的关系，经常做屈伸腿的动作	是	否
（3）由于职业的关系，经常穿高跟鞋	是	否

“是”的个数乘以各自的分数，测试1～4合计得10分以上的话就是黄牌警告。这样的人首先要做的就是尽快着手改善生活习惯！

腿部和脚部变形与膝痛的密切关系

◆“O”形腿、“X”形腿及踇外翻容易引起膝痛

腿部和脚部的变形会增加膝部的负担，成为导致膝痛的原因。此类患者容易产生不同程度的膝痛。这里，我们来看一下什么样的腿部、脚部变形和膝痛相关吧。

给膝部带来影响的腿部变形

脚底拱形和肌肉、韧带

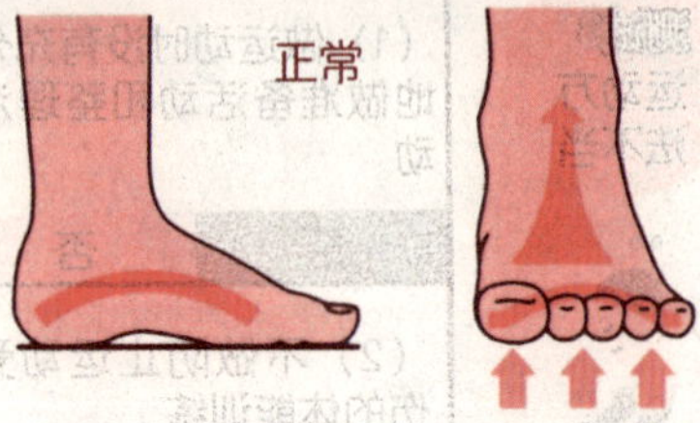

正常的脚底弓形可以吸收脚底受到的冲击，减轻膝盖的负担。

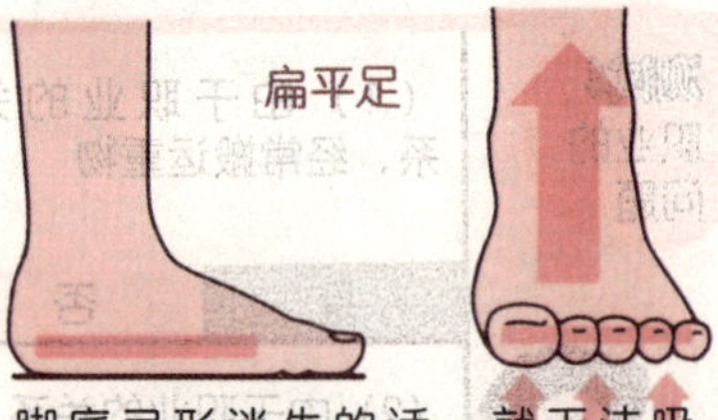

脚底弓形消失的话，就无法吸收、减轻脚底受到的冲击，冲击将直接到达膝盖。

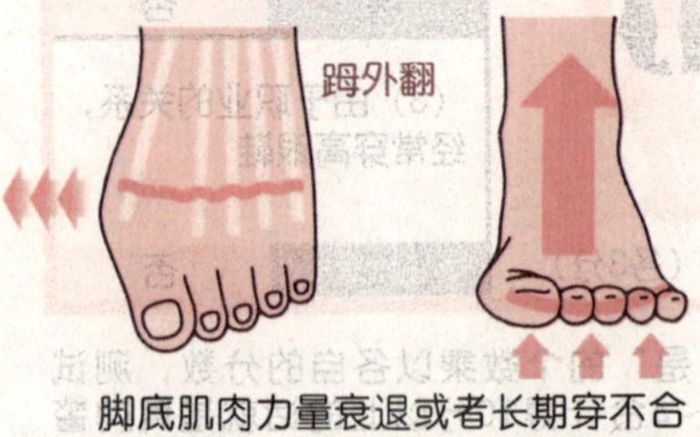

脚底肌肉力量衰退或者长期穿不合脚的鞋子，原本束缚趾根的韧带变松，踇趾鼓出。也有进一步发展为“O”形腿的例子。

膝部的形状

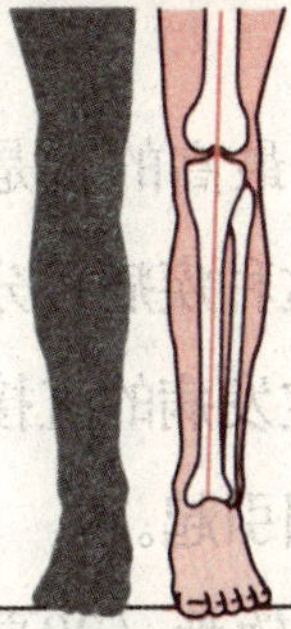

正常

膝关节正常的腿部，中心承受重量，关节所受力量平均分散，负担较小，关节软骨也不易磨损。

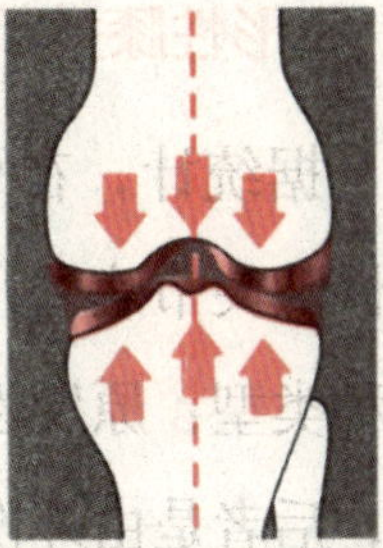

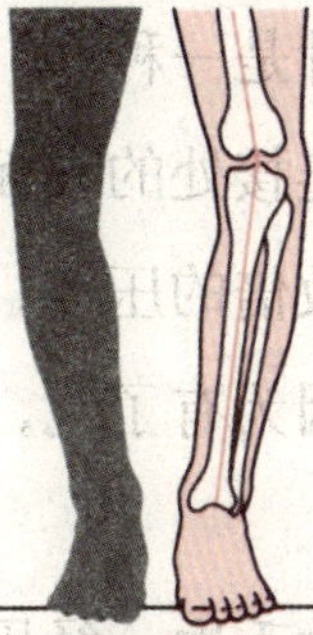

“O”形腿

关节内侧受力偏重，内侧容易产生磨损，易患变形性膝关节炎。

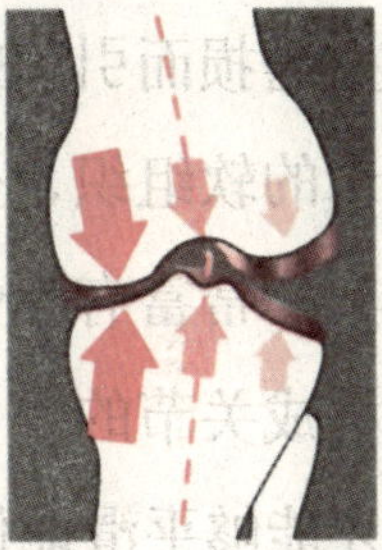

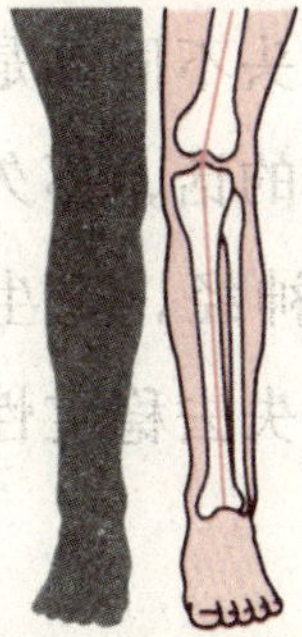

“X”形腿

关节外侧受力偏重，外侧容易产生磨损。与“O”形腿相比发生率较低。

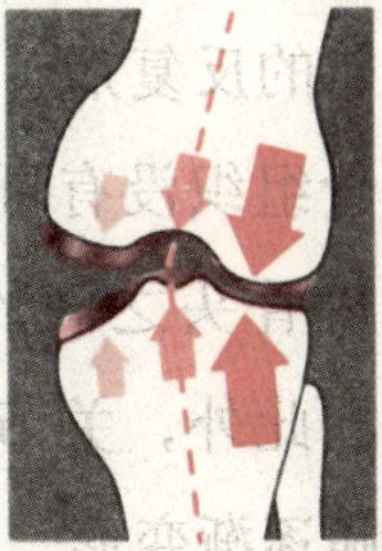

什么是变形性膝关节病？

变形性膝关节病由膝关节磨损而引起

据统计，在引起膝痛的疾病中发病率最高的就是变形性膝关节病，几乎占膝痛患者的半数。这种疾病可分为两种类型：原发性和继发性。前者不能确定发病的直接原因，后者是由外伤或细菌的侵入等直接原因引起。

变形性膝关节病是由于膝关节的关节软骨（20页）产生磨损而引起疼痛的疾病。膝关节软骨是一种厚3～4毫米的软组织，分别附着在股骨和胫骨连接处的表面。因其非常富有弹性，所以可以吸收体重数倍的压力，防止构成关节的骨头受到直接冲击。正是因为有了它，人们才能够平滑地伸屈双腿。

但是，膝关节的运动次数每日高达数千次，经历几十年的反复后，当然会逐渐磨损。和骨头不同的是，软骨组织没有再生能力，如果持续磨损的话，不久就变成骨头之间的相互摩擦，进而刺激神经，产生疼痛。此外，关节的衔接异常可导致关节失去稳定性，使腿逐渐变形，形成“O”形腿。

难道变形性膝关节病是人们的宿命！？

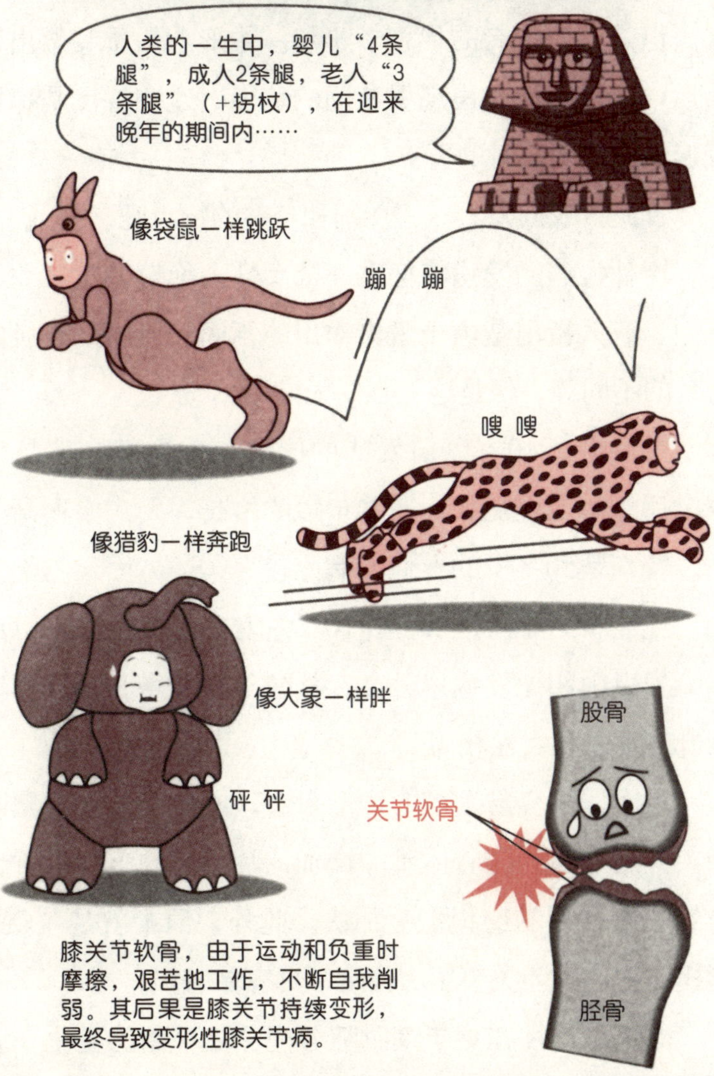

易患人群

在很多情况下无法确定变形性膝关节病的发病原因。但是在对患者的性别、年龄、体形、体质等做出调查后，某种程度上出现了共同的特点。这些特点是探讨变形性膝关节病时的要点。

首先，我们来看一下性别和年龄的特点吧。

这种疾病的发病特征之一是女性占绝对多数。关于原因，有人指出是由于激素作用的不同、肌肉量和肌肉力量的不同等，但是这一点尚无定论。

女性中，40岁以前发病的比较少。大部分都是50岁以后开始出现症状，随着年龄的增长，发病率逐渐升高。特别是50多岁的女性发病比较多。一方面，男性开始出现症状的年龄比女性晚10年左右，尤其是65岁以后和65岁以前相比发病率升高。从随年龄的增长发病率逐渐升高来看和女性相同。

其次，从容易发病的体形来看，本病明显地和肥胖相关。这是因为随着体重的增加，膝关节的负担加重，当然关节软骨的磨损也会加快。此外，原本就是“O”形腿的人，因为关节压力偏重，更容易磨损。

而且，女性在更年期时随着内分泌平衡的变化，容易长脂肪。这是变形性膝关节病多发于50多岁女性的重要原因之一。

再者，尽管因果关系尚未定论，手指第一关节出现结节症状的人似乎更容易产生变形性膝关节病。这个关节被称为“鹅头状结节”，在40～50岁及以上女性中多发。

此外，有人认为，关节出现磨损是由于骨质疏松导致骨头本身变脆引起的。但是实际上本病和骨质疏松无关，相反，患有骨质疏松的人很少产生变形性膝关节病。

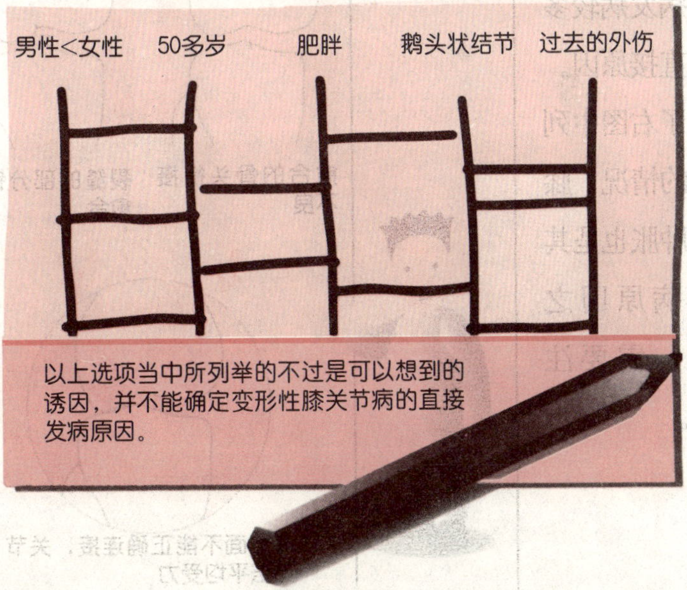

以上选项当中所列举的不过是可以想到的诱因，并不能确定变形性膝关节病的直接发病原因。

由过去的外伤引起的变形性膝关节病

另外一方面，过去的膝部受伤是导致变形性膝关节病发病较多的直接原因。除了右图中列举的情况，膝部肿胀也是其发病原因之一，需要注意。

容易引起变形性膝关节病的外伤

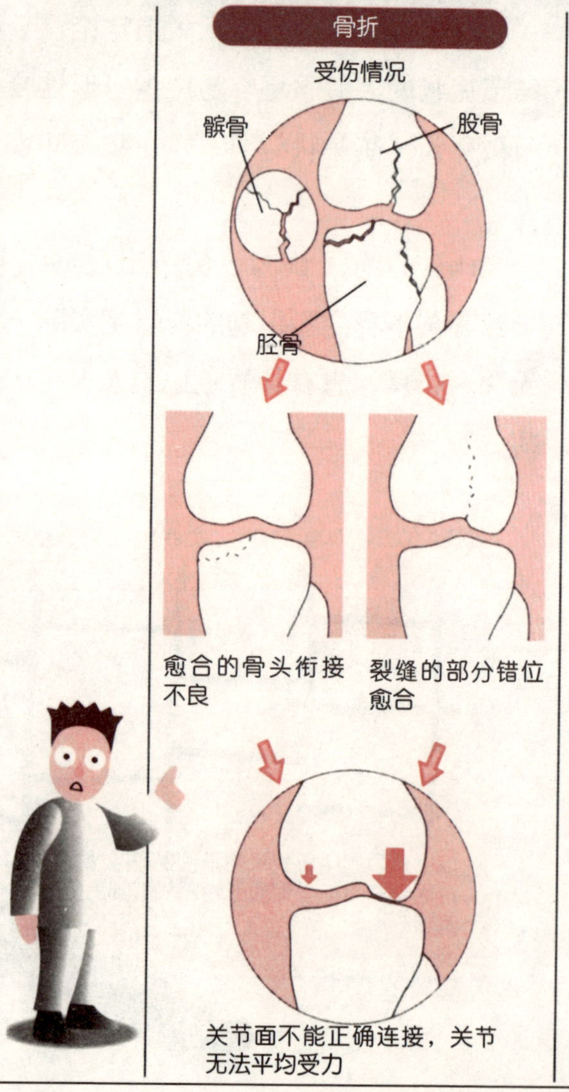

半月板损伤

受伤情况

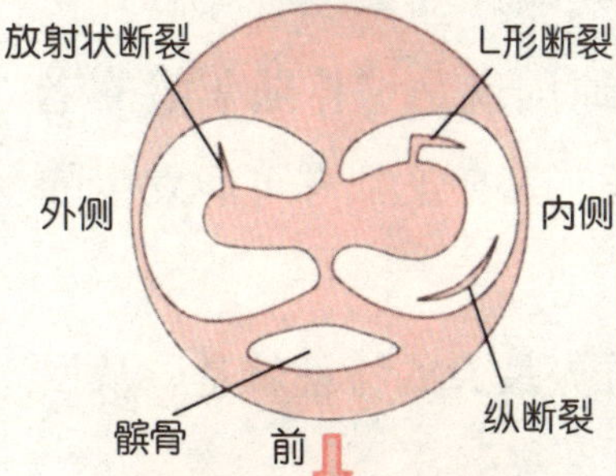

半月板一旦受伤就无法复原

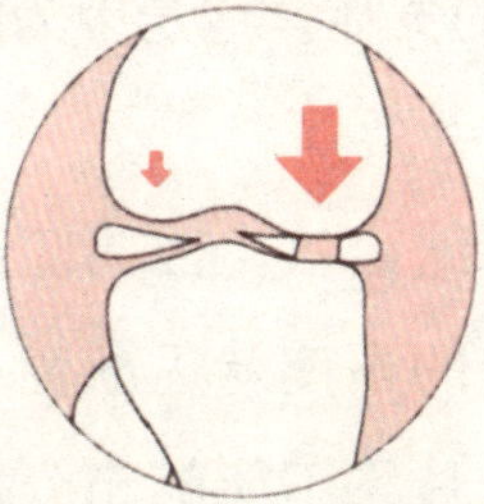

半月板将失去作为弹性材质的功能，冲击直接到达膝部。

膝关节的受力失去平衡，引起关节软骨磨损，不久发展为变形性膝关节病。

韧带损伤

受伤情况

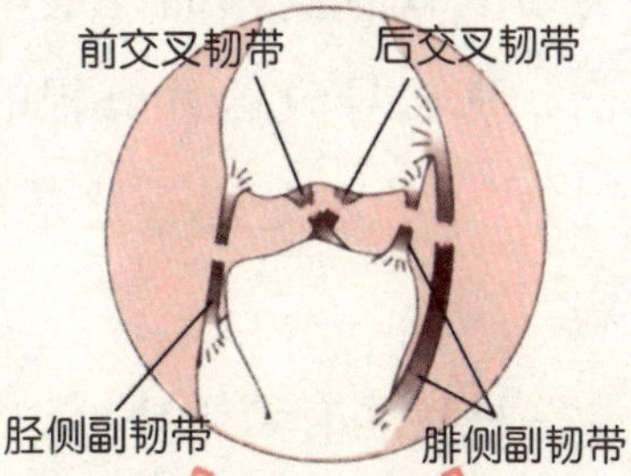

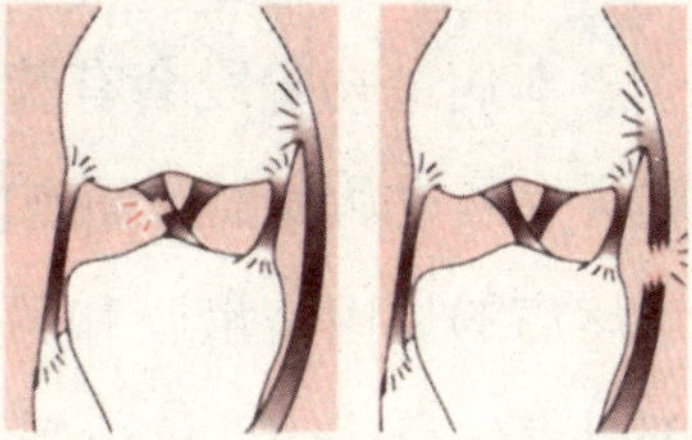

一部分断裂，无法复原

完全断裂，无法复原

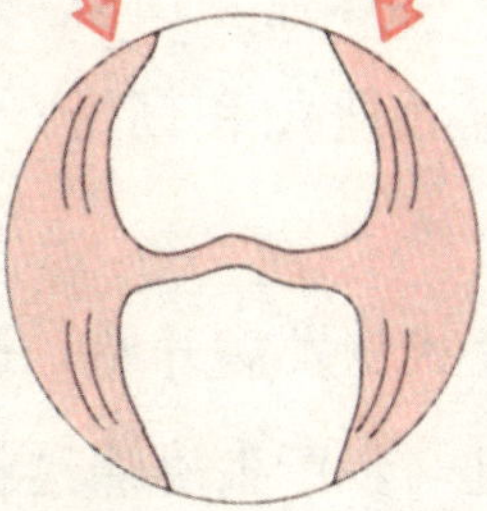

调节膝关节动作的功能减弱，无法缓解关节受力。

典型症状为“疼痛、无法伸展、无法弯曲”

人们到了一定的年龄，即使不出现自觉症状，组织也会开始老化。如上所述，变形性膝关节病就是伴随膝关节的软骨磨损而发展的疾病。如果没有膝部外伤的话，那么导致这种磨损的原因就是“伴随年龄的老化现象”。也就是说，这是任何人身上都有可能发生的疾病。

这种疾病有若干特征。首先最大的特征就是，从发病到晚期一直伴有疼痛的纠缠。

患本病最初阶段会有膝部沉重或无力等不适感，不久就会发展成从膝部正面到内侧的明显疼痛。

疼痛的原因是滑膜和关节囊的炎症。这是因为活动膝部时发生炎症的部位被刺激而产生疼痛。

本病的另外一个特征就是挛缩症状。因为膝部活动时产生疼痛，所以弯曲和伸展的幅度就逐渐变小，结果导致肌肉和韧带产生萎缩，最终不能够充分地屈伸。

症状从发病开始，进入疼痛→行动受限→行动不自然→进一步产生疼痛这样一个恶性循环，而且病情在循环反复中逐渐加重。

恶性循环不断反复的变形性膝关节病症状

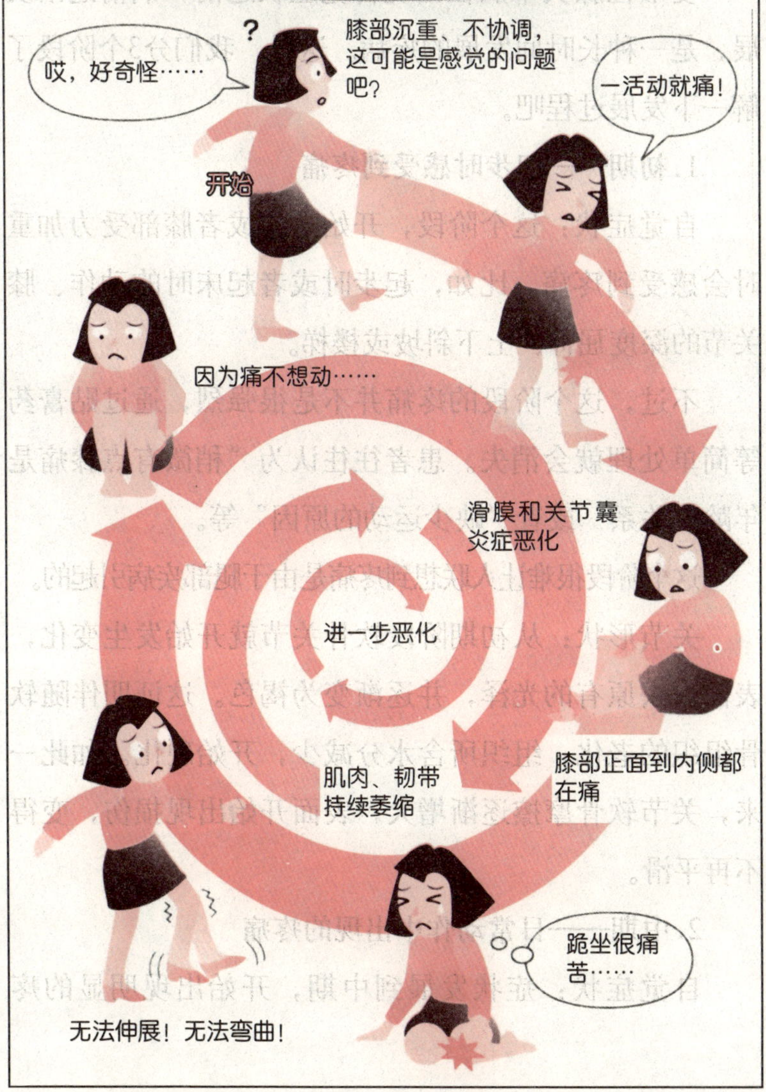

变形性膝关节病的发展

变形性膝关节病在出现自觉症状之前，病情逐渐发展，是一种长时间发展的疾病。这里，我们分3个阶段了解一下发展过程吧。

1.初期——起步时感受到疼痛

自觉症状：这个阶段，开始动作或者膝部受力加重时会感受到疼痛。比如，起步时或者起床时的动作、膝关节的深度屈伸、上下斜坡或楼梯。

不过，这个阶段的疼痛并不是很强烈，通过贴膏药等简单处理就会消失。患者往往认为“稍微有点膝痛是年龄的关系”或者“缺少运动的原因”等。

这个阶段很难让人联想到疼痛是由于腿部疾病引起的。

关节形状：从初期阶段软骨关节就开始发生变化，表面失去原有的光泽，并逐渐变为褐色。这证明伴随软骨组织的老化，组织所含水分减少，开始硬化。如此一来，关节软骨摩擦逐渐增大，表面开始出现损伤，变得不再平滑。

2.中期——日常动作中出现的疼痛

自觉症状：症状发展到中期，开始出现明显的疼

发展过程1 初期

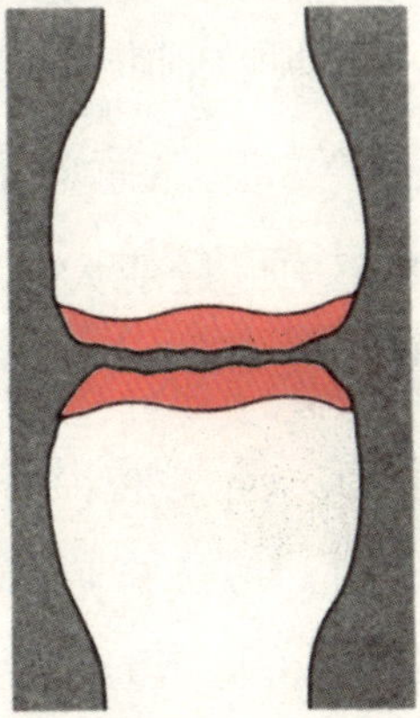

关节的变化

○膝关节老化的同时，由于伴随膝部活动时产生的反复压力，关节软骨表面开始不再平滑，进而渐渐磨损。

可以感到的症状

○膝部僵硬、不协调。
○起床时的隐痛。

痛。初期的疼痛1～2天就消失了，很少有人认真对待，但是到了这个阶段，疼痛的消失就需要很长时间。

另外，还会出现日常动作中伴随疼痛、挛缩程度加重、无法跪坐、在厕所无法下蹲、无法下楼梯等障碍。在上下楼梯时，特别是下楼梯时疼痛剧烈。

为了减少疼痛，患者走路时会变得拖拉，因为膝盖没有充分伸展，变得小步拖行，从专业角度来看，这种走法被称为“跛行”。

疼痛的同时，肿胀也会变得明显。刚开始膝部正面出现肿胀，逐渐往里面发展。如果用手摸膝盖，可以感到有点发热。肿胀和发热说明滑膜有炎症。

活动膝盖有时能够感觉到“咔哧咔哧”的摩擦或者发出“刺啦刺啦”的声音。这种关节摩擦的声音叫作“摩擦声”。这意味着，关节变形发展到了一定的程度，摩擦力已经变大。

关节的形状：随着症状的发展，关节软骨经历磨损—变形—重复磨损的过程。被磨损掉的软骨碎块夹在关节中间，成为疼痛的元凶。此外，脱落的软骨刺激关节内部的软骨，可促进关节液的分泌，引起膝部积水。

关节软骨脱落后，骨头表面露出，导致骨头直接受力磨损。由于骨头有再生的功能，当出现磨损后，受损的骨头就开始再生，并增生长出骨刺。骨刺一般不易形成于受力的摩擦面，大部分形成于关节软骨的边缘。

随着关节软骨的磨损，膝关节的受力开始倾向于磨损面。变形性膝关节病由于关节内侧的磨损比较严重，会逐渐形成“O”形腿，而且年龄越大越容易出现。

发展过程2 中期

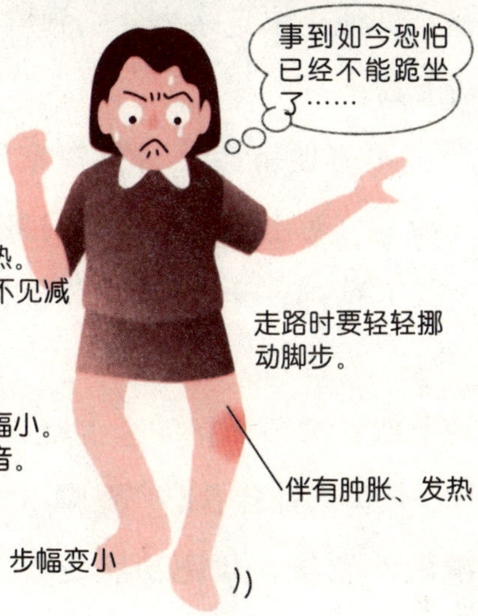

可发现的症状

○膝部积水肿胀。
○因为炎症膝部发热。
○出现疼痛后数日不见减轻。
○下蹲困难。
○“O”形腿加重。
○走路时拖拉、步幅小。
○活动膝盖发出声音。

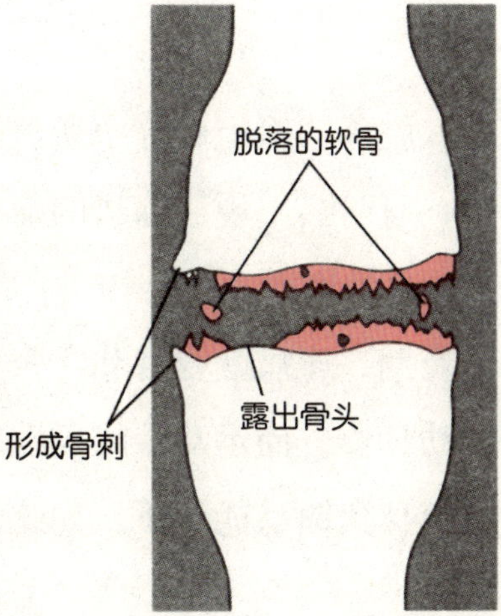

关节的变化

○关节软骨进一步磨损。
○关节软骨脱落的部分露出骨头。
○骨头之间相互直接接触的部分开始形成骨刺。

3.晚期——疼痛影响外出

自觉症状：病情发展到晚期，做日常动作时都会有剧烈的疼痛。即使小幅走路也会感到剧痛，更不能自在地上下交通工具。

患者外出不方便就会经常待在家里，和他人的交流也会逐渐减少，对生活产生消极的态度，人也容易孤独、抑郁、没有精神。身体上的不适和精神压力成为很大的问题。

关节的形状：关节衔接完全混乱，“O”形腿进一步明显。几乎任何人都会看出“腿脚不好”了。

随着滑膜的硬化，代谢功能变得迟钝。与中期不同，关节液的分泌开始减少，膝关节积水的情况逐渐减少。

此外，脱落的组织碎片中所含的焦磷酸钙结晶堆积在关节内，有时会出现假痛风的症状。而假痛风时又会出现发热和急性剧痛。

到了晚期，疼痛就变得非常强烈，因此，患者会尽力避免活动身体。而运动量的极端减少又会招致肥胖，最终导致全身代谢功能低下。如此一来，疼痛就会很难消失。

发展过程3 晚期

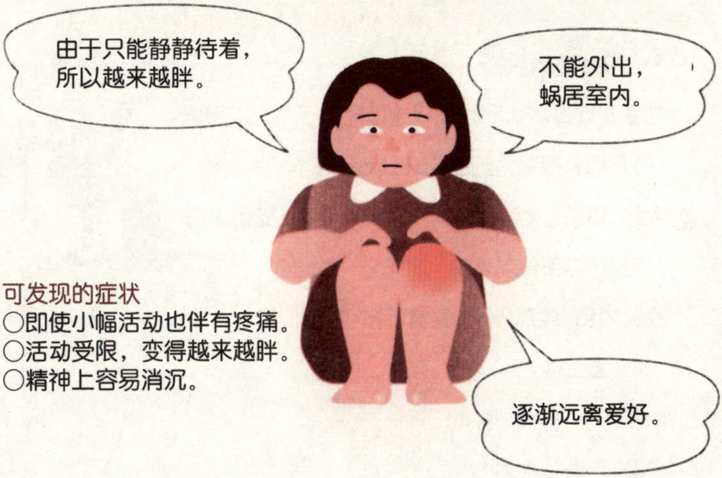

可发现的症状

○即使小幅活动也伴有疼痛。
○活动受限，变得越来越胖。
○精神上容易消沉。

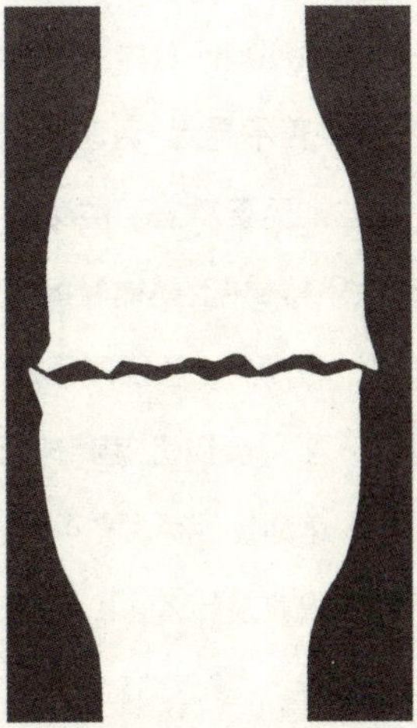

关节的变化

○关节软骨磨损乃至全部消失。
○进一步形成骨刺。
○脱落的组织碎片堆积在关节内，有时会出现假痛风的症状。

初诊时的检查

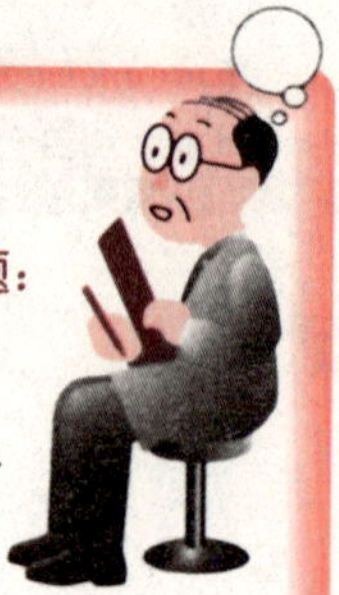

步骤1 问诊

为了掌握疼痛状况和症状原因需要了解以下问题：

（1）初次疼痛大约出现在什么时候？

大约1周前\大约1个月前\大约半年前\受伤之后

（2）什么部位痛？

膝盖内侧\膝盖外侧\膝盖下方\膝盖上方

（3）怎么痛？

隐隐作痛\阵痛\剧痛

（4）什么时候痛？

醒来时\步行时\安静时\睡觉时

（5）膝部有什么样的不适感？

感觉膝盖不灵活\活动时膝部有声音\膝部僵硬\

（6）能否正常上下楼梯？

能上下楼梯\上楼梯时痛\下楼梯时痛

（7）目前为止膝部周围是否受过伤？

骨折\半月板损伤\韧带损伤\脱臼

（8）运动经历有哪些？

（9）职业是什么？

确诊之前的主要检查

在医院初诊时要进行若干检查才能够确诊。通过左图，我们可以了解初次进行的膝部检查有哪些。

步骤2　望诊

检查膝盖疾病是否已经引起腿部变形：

（1）观察是否有“O”形腿或“X”形腿。

（2）观察左右股四头肌的粗细是否有差别。

（3）观察皮肤颜色是否有变化。

步骤3　触诊

检查是否有特征性症状：

（1）按压时的疼痛部位在哪？

（2）有无肿胀和发热？

（3）膝部扭曲或屈伸时是否疼痛？

步骤4　血液检查、关节液检查

步骤5　拍X线片

检查膝关节的间隙大小和骨变形。

如果通过以上检查不能确诊，需要接受磁共振、CT、关节造影术、关节镜等检查。

主要进行以下治疗

治疗变形性膝关节病时，患者最先考虑的就是缓解疼痛。因此，首先要治疗的就是引起疼痛的炎症。如果疼痛得到改善的话，就能够自然地增加运动量，有助于膝关节的功能恢复。

尽管通过治疗可以做到缓解疼痛，但股关节的磨损部位却无法恢复。因此，一般采取如下保守疗法来缓解疼痛。

1.剧烈疼痛时采用药物镇痛、控制炎症

作为药物疗法，消炎镇痛药效果不错，被广泛采用。这种药可对抗引起炎症的物质和由炎症产生的物质。

这类药物具有缓解疼痛功效的同时，还有一些不良反应。如内服消炎镇痛药引起的肠胃不适。出现肠胃不适时可和肠胃药一起服用，或者换用栓剂。

与之相对应，外用消炎镇痛药几乎没有不良反应，可以长期使用。一般会根据症状选用贴剂、软膏、霜剂或喷剂等。不过皮肤敏感的人有时候会出现斑疹等过敏反应。

当炎症严重时，口服或外用药物治疗也得不到期待效果，有时需要采取直接往关节内注射药物的“关节内

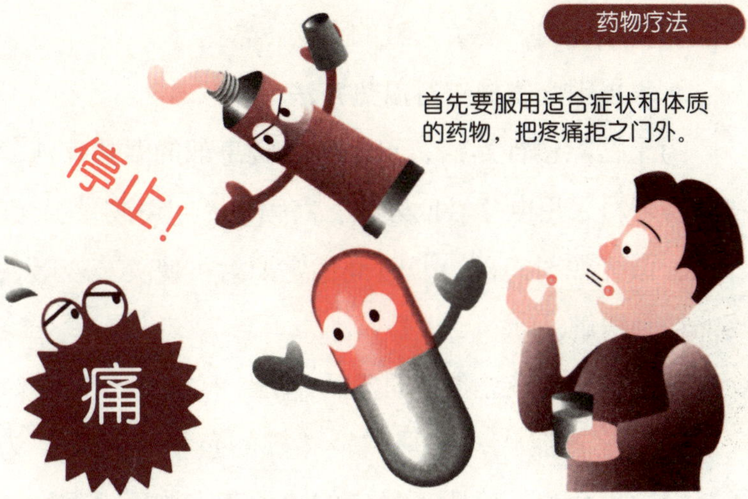

注射疗法”。但是由于注射有时会引起化脓，所以需要注意。

在一些情况下，几次关节内注射的确可以改善症状，但是有时也未必能得到期待效果。总之，不管采取哪种药物疗法都需要遵医嘱。

2.用注射器抽出关节积液

当膝关节内关节液积存导致肿胀时，需要用注射器抽出关节积液。不过，并不是说出现关节积液就一定要采取这种措施。抽出关节积液的确可以消肿、使人变得轻松，但是如果炎症得不到改善，相同的症状就会反复。

其实，倒不如有效地采取温热疗法和运动疗法，加快组织新陈代谢，使关节液的分泌正常化。

3.采用理疗器械进行温热疗法

为了祛除慢性疼痛，可采取烘暖患部的温热疗法。在骨伤外科采用电疗（低频率、高频率、超声波）、红外线、激光照射患部。长时间稳定照射可使关节变暖，疼痛得到缓解。

4.采取减轻膝盖负担的器械疗法

为了改善症状，尽量减轻膝部的负担很重要。为了减轻膝部负担、修正不稳定的膝关节、使压力平均分散，有时需要装上理疗器械，这称为器械疗法。

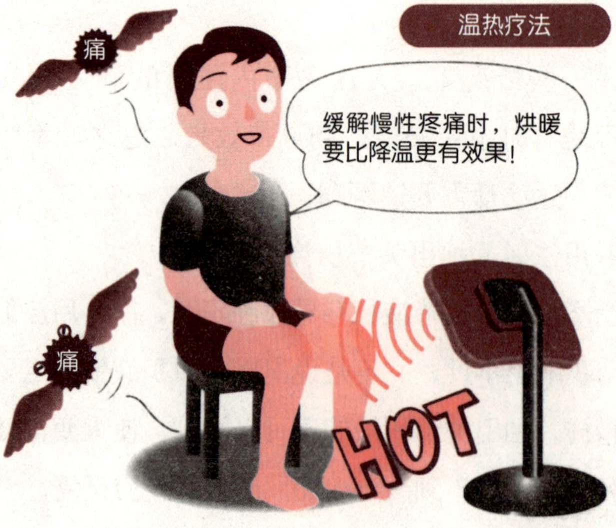

具体来说，有用来纠正“O”形腿的丁字鞋或者使用装有细支柱的护膝来支撑膝关节（173页）。这种护膝不仅可以固定膝关节，还具有对患部的保暖作用。

5.以提高体力为目的的运动疗法

变形性膝关节病中，大腿部的股四头肌的萎缩是使症状恶化的一个关键原因。为了阻止病情恶化，可以采取运动疗法。

运动疗法的优点：改善伴有炎症的疼痛和肿胀；在增强关节软骨、关节囊、韧带、骨骼、肌肉组织新陈代谢的同时强化这些组织。

从防止病情的复发这一点来看，这种运动疗法是最有效果的。

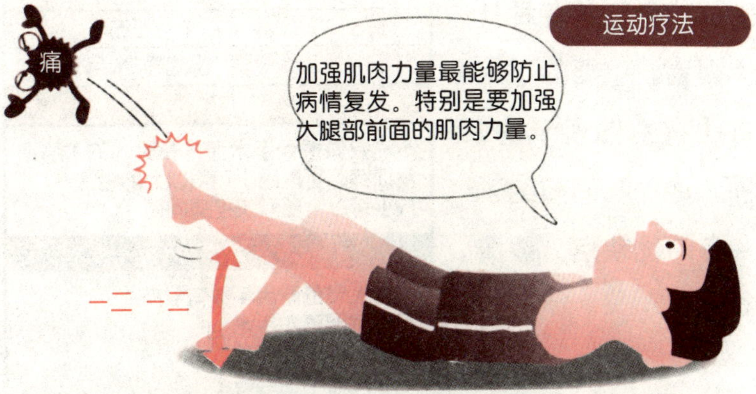

以腿部上抬伸直的状态静止5秒，左右交叉活动双腿，各自反复10次为一个组合。以年轻人3个组合、年老人1个组合为宜。

保守治疗得不到期望效果时的选择——手术

治疗变形性膝关节病一般采取保守疗法。但是若保守疗法持续1年后仍然没有效果，可以考虑最后的选择——手术。

决定是否要采取手术还要考虑到疼痛状况、疾病对日常生活的影响等各种具体因素。主要的手术方法有右图所示的2种。这里我们归纳了各自的优缺点，敬请参考。

高位胫骨截骨术	
适应证	变形性膝关节病 慢性风湿性关节炎
手术所需时间	1.5小时左右
术后住院时间	1.5～2个月
恢复日常生活所需时间	出院后2～4个月
优点	
出血量少，不需要输血	
缺点	
关节软骨状况不好的话不能实施 骨头愈合需要时间 有时会在脚趾留下后遗症 不适用于体力和肌肉力量较弱的老人	

人工膝关节置换术	
适应证	变形性膝关节病 慢性风湿性关节炎
手术所需时间	2小时左右
术后住院时间	1个月左右
恢复日常生活所需时间	出院后1个月
优点	
不需要像截骨手术那样长时间的术后康复训练，可以用于70岁以上的老人 几乎可以全部解决疼痛问题	
缺点	
人工关节的耐用年数有限制 可能需要再次手术 可能出现感染症状 手术之后不能够跪坐 不能够做剧烈运动	

变形性膝关节病的手术

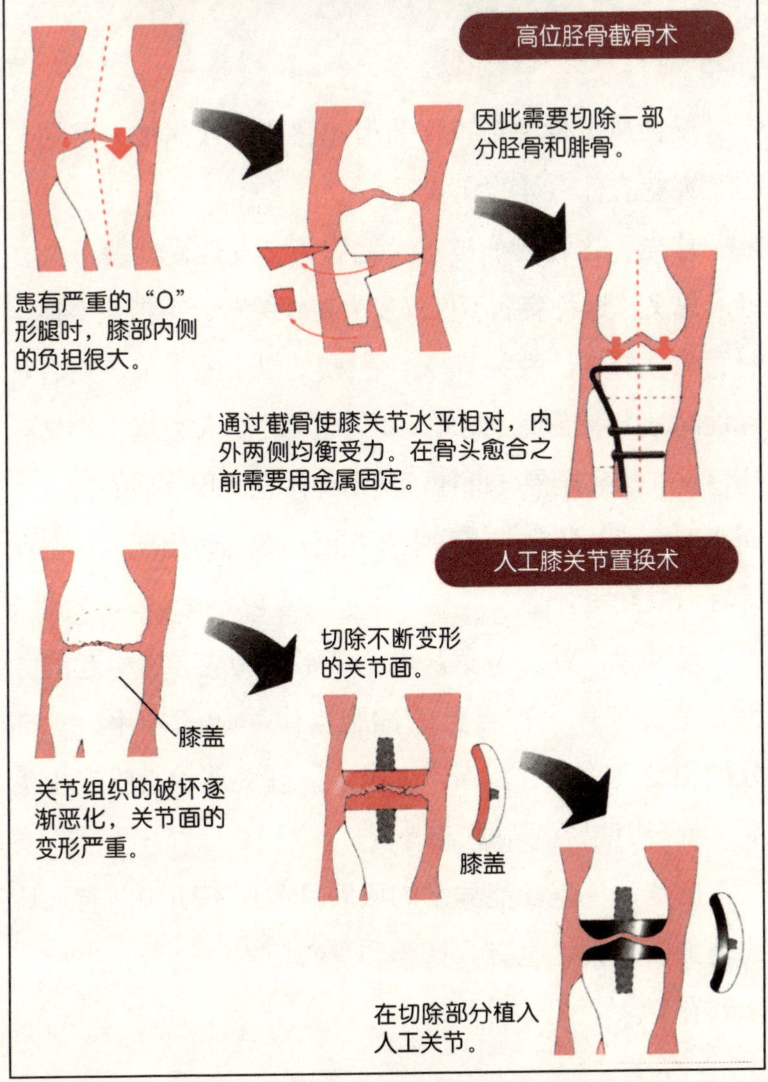
高位胫骨截骨术
患有严重的“O”形腿时，膝部内侧的负担很大。
因此需要切除一部分胫骨和腓骨。
通过截骨使膝关节水平相对，内外两侧均衡受力。在骨头愈合之前需要用金属固定。
人工膝关节置换术
膝盖
关节组织的破坏逐渐恶化，关节面的变形严重。
切除不断变形的关节面。
膝盖
在切除部分植入人工关节。

什么是慢性风湿性关节炎？

蔓延全身的关节炎症

慢性风湿性关节炎作为引起膝痛的疾病被人熟知，但是究竟有什么样的症状呢？

首先，这种疾病被正式地称为多发性慢性关节炎。顾名思义，这种疾病不仅仅发生在膝关节，手指、手腕、肘、肩、脊椎、股关节等，全身2处以上的关节，左右对称地同时出现症状。此外，不管是哪个部位发病，都具有病情重、疼痛剧烈、即使不活动身体也出现疼痛的特点。而变形性膝关节病的疼痛主要在活动腿部时出现，这一点二者形成鲜明对比。

慢性风湿性关节炎是由免疫系统功能异常引起的。也就是说身体会把自己的细胞当作异物而排斥，一部分细胞受到攻击，从而产生炎症。膝关节中滑膜产生炎症，就会引起关节肿胀和骨变形。

但是，免疫功能异常的原因目前还不明确。有人认为是细菌感染，也有人认为和身心压力、过劳、生产、闭经有关。

全身多发慢性风湿性关节炎的特征

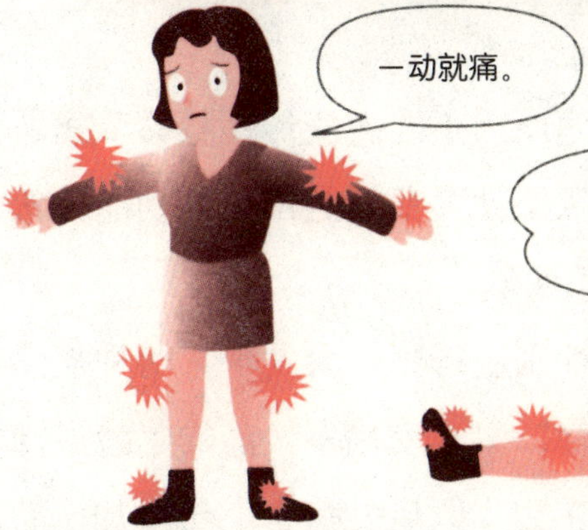

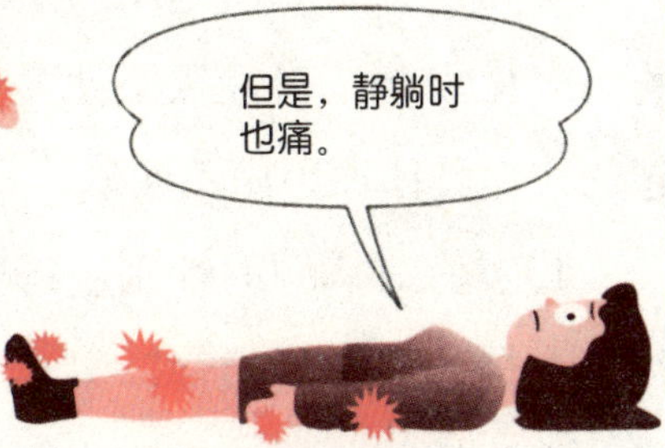

不限于膝关节，全身关节左右对称出现症状。开始时膝关节以外的关节容易产生疼痛，而且有2个以上的关节同时出现症状。

其中一个特点为身体完全不动时也会出现疼痛。

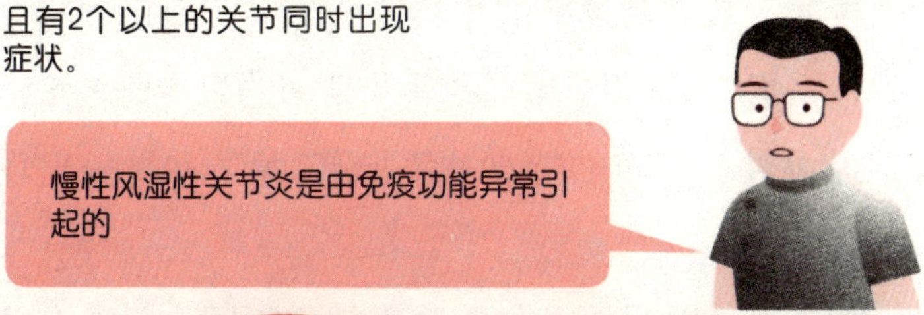

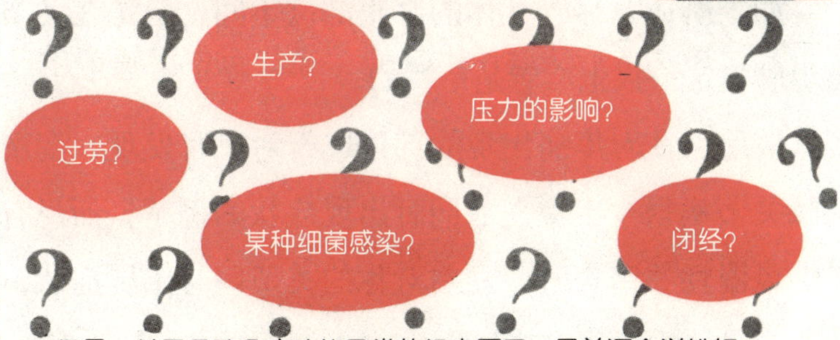

但是，关于导致免疫功能异常的根本原因，目前还众说纷纭。

与变形性膝关节病相比有什么不同？

为了更好地了解慢性风湿性关节炎的特点，我们可以和变形性膝关节病进行一下对比。

首先，二者的发病原因不同。变形性膝关节病是由关节老化引起。慢性风湿性关节炎是由免疫功能异常引起的，但具体原因尚不明确。

其次，对病例的性别进行比较会发现，两种疾病中都是女性患者多于男性。但是发病率较高的年龄层却不同。变形性膝关节病在50岁以后发病率突然增加，而慢性风湿性关节炎以20～40岁及以上的患者为主。

再次，从容易发病的体质特征来看，变形性膝关节病中，手指的第1关节出现鹅头状结节的患者比较多。而慢性风湿性关节炎的特点是手指第2关节和指根出现肿胀。

如上所述，尽管具体的肿胀部位不同，但是在关节出现肿痛这一点上二者是一样的。

最后，在对疼痛出现的部位进行对比时发现，变形性膝关节病很少出现左右同时出现症状的例子，而患有慢性风湿性关节炎时，左右对称的关节同时出现症状。膝关节以外的关节也是如此。

两大膝痛的比较

	慢性风湿性关节炎	变形性膝关节病
主要原因	免疫功能的异常	关节组织和肌肉的老化
性别倾向	女性较多	女性较多
年龄倾向	20～40岁及以上	50多岁
体质特征	手指第2关节和指根肿胀	手指第1关节肿胀
发病部位	全身关节左右对称出现症状	基本上都是左右腿当中的其中一个膝关节出现症状

慢性风湿性关节炎的症状发展

慢性风湿性关节炎并不是某天出现自觉症状后才开始的疾病。膝部的不适和疼痛等自觉症状出现以前疾病已经有所发展，发展到某种程度才出现自觉症状。可以说，因为是在我们不知情的情况下慢慢发展的疾病，所以很难正确把握发病时间。但是，疾病的发展有一定的顺序，如右图所示，可以分为4个阶段。

首先，这种疾病出现在全身的各个关节，很少以膝关节的发病为开端，几乎都是从手指、手腕开始的。因此，可以从手和手腕的异常来看初期的自觉症状。初期会出现抓不住东西、容易掉落、不能顺利使用工具、皮肤感觉变得迟钝等变化。

此外，醒来时会感觉手指僵硬、活动困难等。只不过，这些都是很快就会消失的轻微症状，很容易被忽视。

当手部遇冷时可能会出现雷诺病，其症状为手部麻木和疼痛，肌肤苍白等。

这都是一些细微的变化，为了实现早期发现、早期治疗，千万不能对这些情况视而不见。如果发现这些症状，请尽快接受医生的诊疗。

慢性风湿性关节炎的发展过程

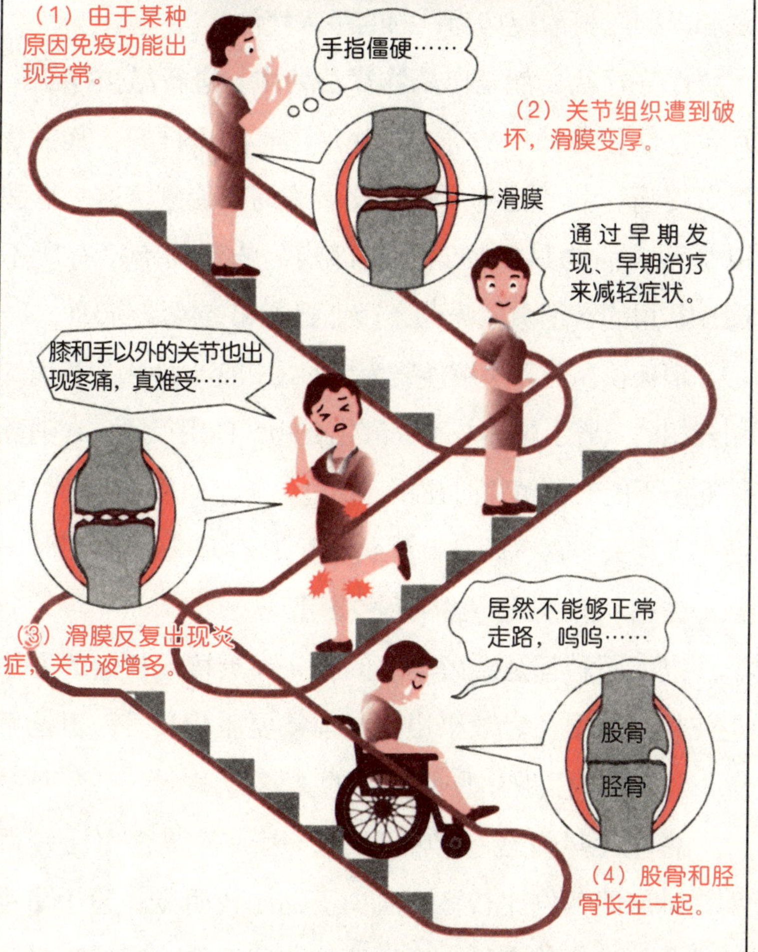

症状严重时，会出现卧床不起的情况。但是病情发展到什么阶段不能够一概而论，其中也有不知不觉中病情减轻的例子。

治疗的两大方案——保守疗法和手术

针对慢性风湿性关节炎的治疗，有一般性的保守疗法和以彻底根治疾病为目的的手术疗法。

保守疗法仍然是以药物疗法为主，进行温热疗法、运动疗法和器械疗法等。药物疗法有两个目的，其一是缓解疼痛，其二是抑制疾病发展的彻底治愈。这一点和以缓解疼痛为目的的其他膝部疾病的药物治疗有所不同。常用的有消炎镇痛药、肾上腺素和抗风湿药3种。

消炎镇痛药以缓解疼痛为目的，和变形性膝关节病的用药相同。肾上腺素是类固醇化合物，作用很强，在消炎镇痛药不能有效镇痛时使用。不过，长时间服用的话可能会出现骨头变软、满月脸等很大不良反应。因此使用时要格外注意，请遵照医生的指示服用。

以上两种都是缓解疼痛的药，而更接近根治的方法是使用抗风湿药。效果出现之前需要服药数月，但是可以消除关节内炎症，防止关节的破坏。

患慢性风湿性关节炎以后，因为关节损伤比较严重，卧床的病例比较多，肌肉萎缩比较明显。为了防止这种身体功能的衰退，运动疗法非常重要。即使卧床，也要每天有意识地活动全身关节。

效果明显的滑膜切除手术

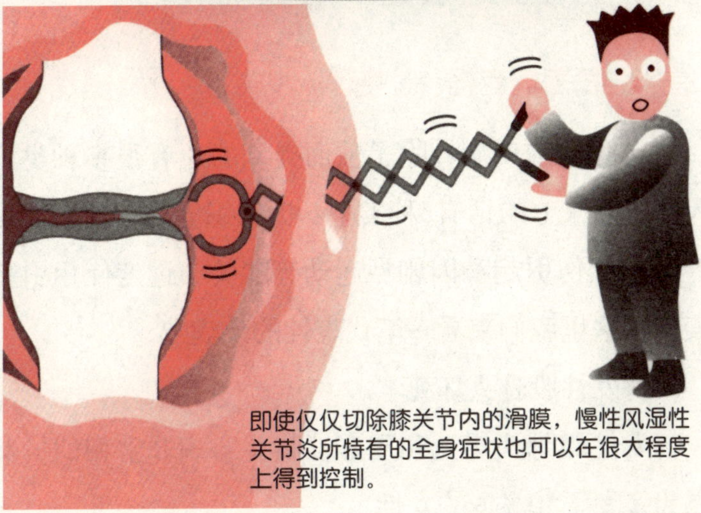

即使仅仅切除膝关节内的滑膜，慢性风湿性关节炎所特有的全身症状也可以在很大程度上得到控制。

当保守疗法得不到效果时，可以通过手术的方法来抑制症状的发展。其中主要有滑膜切除术和人工关节置换术。前者是在关节镜监视下切除引起炎症的滑膜，后者是通过植入人工关节来替换损坏的关节。

慢性风湿性关节炎是全身性的疾病，因此，即使做了膝部治疗，也只能局部改善症状。假如通过手术改善了膝部症状，那么为了抑制其他部位的症状，之后还需要不断地服药。

膝痛的并发症

原因为膝盖的老化、过度使用及脊椎疾病

引起膝痛的疾病，除了前面提到的还有很多种类。从大的方面来分的话有3种类型：因组织老化引起、因受伤导致的损伤引起和因剧烈运动等膝关节过度使用引起的疾病。这里我们来看一下代表性的疾病吧。

1.特发性股骨头坏死

特发性股骨头坏死和变形性膝关节病非常相似，共同点为多发于50多岁的女性。

这种疾病是由于股骨的膝关节处血流不畅引起的股骨头坏死。从这里开始蔓延，直到股骨的关节面出现凹陷。坏死部分直径为1～2厘米、厚度为0.5～2厘米。但是，关于血流不畅的产生原因目前还不

特发性股骨头坏死

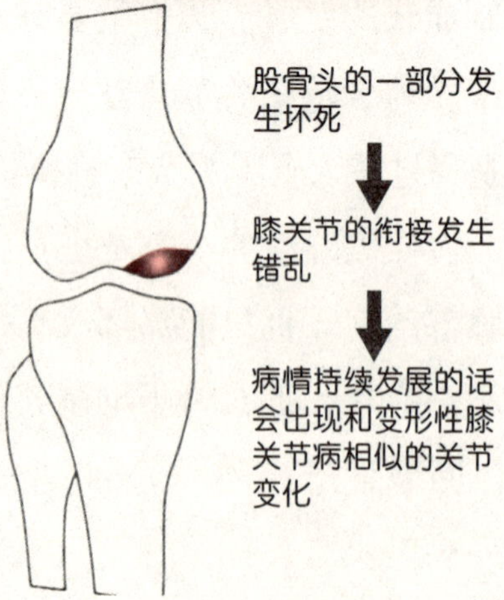

明确。

股骨头坏死和变形开始后，活动膝关节时从股关节到膝关节会感受到剧烈疼痛，而且有时会听到“嘎吱嘎吱”的摩擦声。此外，与变形性膝关节病不同的是，到了夜间疼痛会加剧。

治疗方面基本上采取保守疗法，在症状不见好转时采用手术。

2.半月板损伤

体育运动引起膝痛的原因最多的就是膝部受伤，导致半月板（22页）损伤。

半月板损伤

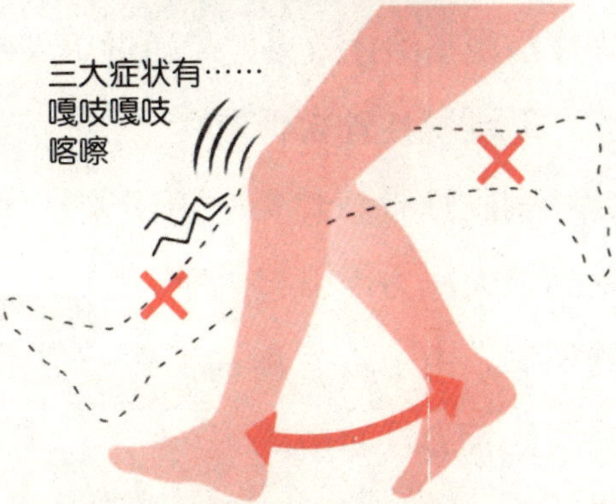

（1）交锁：膝关节的活动区域变窄。
（2）膝关节脱力：膝部突然脱力。
（3）弹响：膝部弯曲时嘎吱作响。

半月板是夹在膝关节内外两侧的弹性材质，内侧出现损伤的机会比外侧多。

半月板的损伤有两种类型：其一，当膝关节内侧受到重压，内侧半月板受到上下的强大压力而瞬间断裂；其二，半月板反复受到强大压力而逐渐被磨损。

半月板损伤开始后，膝部做屈伸运动和扭曲运动时疼痛剧烈，并有以下3种特征性症状。

第1种称为交锁，症状为膝关节活动区域受限。第2种称为膝关节脱力，主要表现为步行过程中突然用不上。第3种称为弹响，表现为深度弯曲膝部时嘎吱作响。

在治疗方法上，对两种类型的损伤要区别考虑。因为半月板处于不完全断裂时可以再生，可以通过固定法让断裂部分愈合。半月板完全断裂时不能够再生，可以采取保守疗法观察治疗效果或者通过手术切除断裂部分。

3.剥脱性骨软骨炎

剥脱性骨软骨炎是由于剧烈体育运动，膝关节反复受到强大压力而引起的疾病。由于膝关节受到巨大力量冲击，股骨的一部分发生脱落，游离在关节内，当膝关节屈伸时，挤压脱落部分，就会产生疼痛。导致疼痛的脱落骨片被称为“关

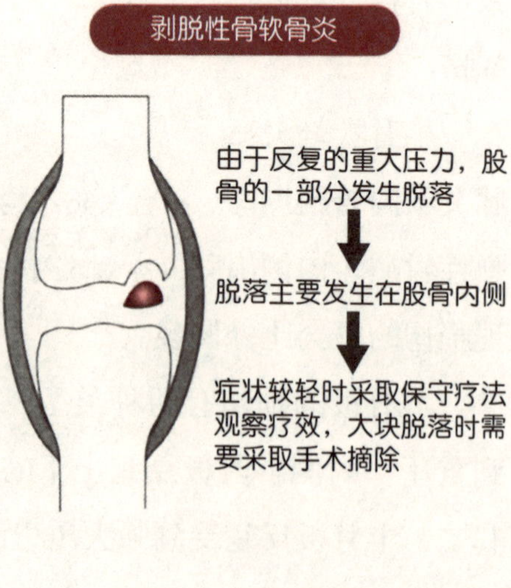

节鼠”。

4.髌骨软骨软化

本病是由于过度运动，膝关节软骨发生变形引起的，多发于女性。发病除了和受力有关外，还和体质有一定的关系。例如，膝关节容易引起半脱位或脱位的人，以及“X”形腿的人多发。

5.与膝痛有密切关系的脊椎疾病

我们的身体由于依靠脊椎和腿部骨头的联动来保持平衡，所以当脊椎发生某种疾病时，有时会对腿部产生影响。具体来说，比如第2章提到的变形性脊椎病、椎间盘突出、椎管狭窄、腰椎断裂、腰椎滑脱等，在出现以上症状时，身体失去平衡，则加重膝部的负担，严重时就可能伴有疼痛。

对膝部产生影响的脊椎疾病

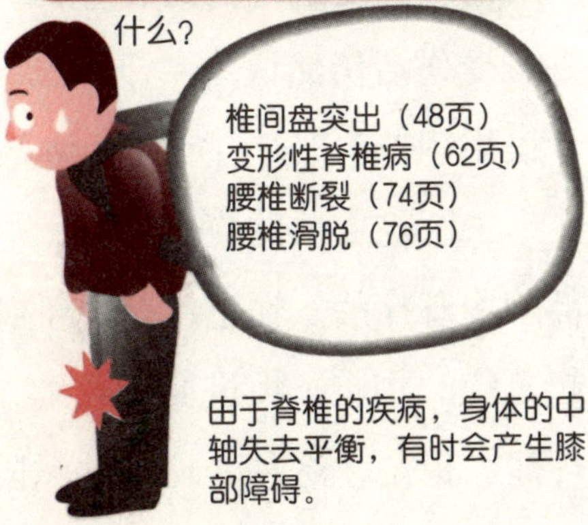

由于脊椎的疾病，身体的中轴失去平衡，有时会产生膝部障碍。

抑制膝痛的处理方法

急性疼痛的应急处理

之前没有特别在意的疼痛突然加剧、开始肿胀发热，这都是炎症恶化的表现。当出现这些症状或者受伤之后，千万不能勉强活动腿部，首先要做的就是静养。

激烈的体育运动或者腿部极度积劳产生疼痛时，可以自行观察2～3天。但如果疼痛和肿胀仍然没有消退，请务必到医院接受诊疗。

当膝部受到外伤时，立即到医院接受诊疗是不二法则。受伤后仍然认为“没什么大不了”并置之不理，或者误用绷带，都有可能使病情恶化，或导致后遗症。

去医院之前的应急处理，一般采取用冰袋等冷却患部的冷却疗法。通过冷却患部钝化疼痛的传导，减少引起炎症的物质，促进血管收缩，抑制肿胀和出血，减轻疼痛。但是，这种处理方法只限于疼痛剧烈的应急期或者受伤以后。

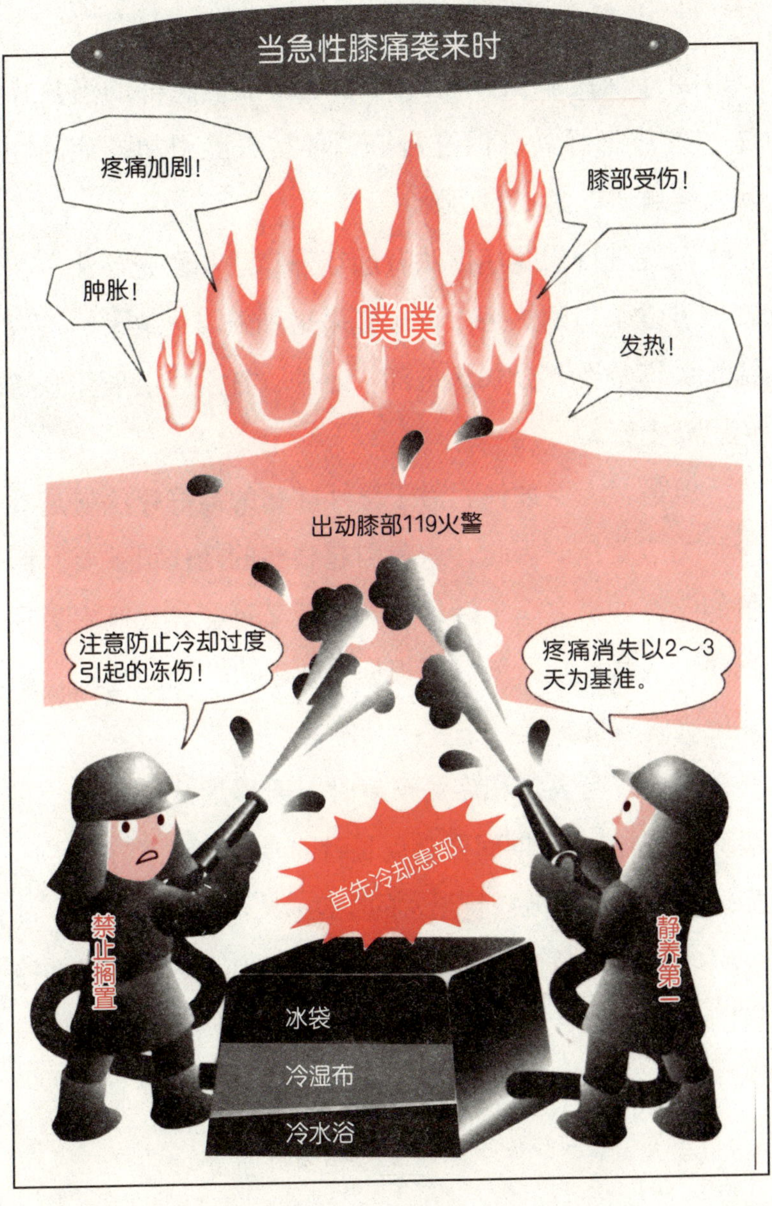
当急性膝痛袭来时
疼痛加剧!
膝部受伤!
肿胀!
噗噗
发热!
出动膝部119火警
注意防止冷却过度引起的冻伤!
疼痛消失以2～3天为基准。
首先冷却患部!
禁止搁置
静养第一
冰袋
冷湿布
冷水浴

如何缓解慢性疼痛

当疼痛缓解后，改冷却疗法为加热患部的温热疗法。加热患部具有促进血液循环、去除引起炎症的物质、缓解肌肉紧张的功效。

医院进行的温热疗法有远红外疗法和激光疗法。在家里可以采用敷热毛巾，或者采用加强温热效果的入浴法。关键是要充分加热患部。此外，日常生活要注意避免患部受凉。

但是，无论如何，对于慢性膝痛的最好疗法就是减少膝关节负担。因此，避免引起膝痛的动作很重要。话虽如此，如果完全不活动关节的话又可能导致肌肉力量减弱，病情反复。所以要根据症状采取适当的运动，来强化肌肉力量。

此外，当炎症和疼痛反复时，要尽量减少活动，观察2周左右。在这期间要避免长时间步行，注意静养。等疼痛消失后再逐渐恢复正常的生活。

疼痛时总是依赖止痛药的话，症状就不容易得到控制。关键是要尽量减少膝关节负担并适当采取运动。

温热疗法和运动疗法的要点

膝痛的慢性期和恢复期要采取温热疗法

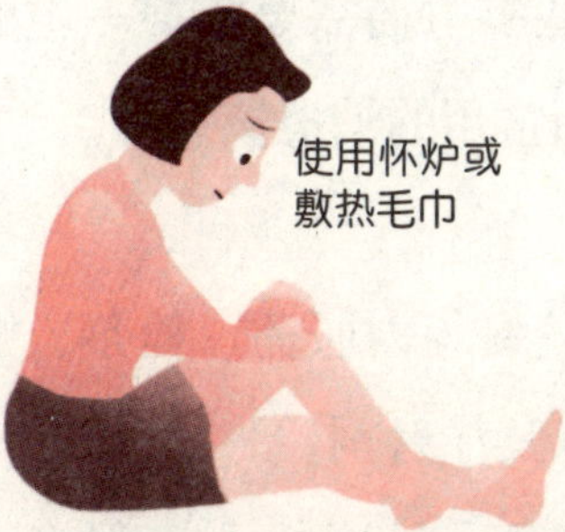

使用怀炉或敷热毛巾

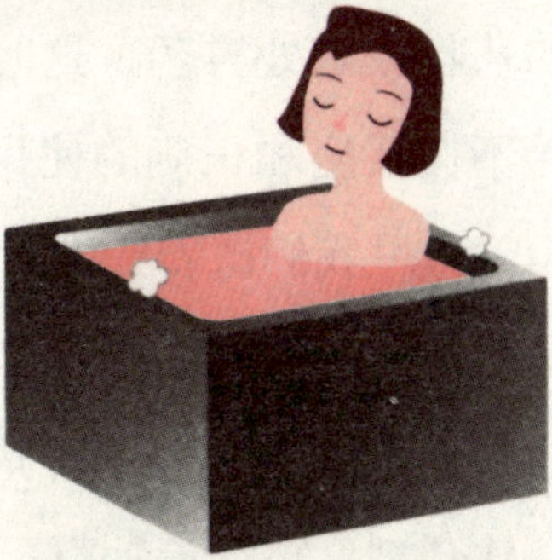

泡热水澡（关于入浴法请参照176页）

通过促进血液循环，去除引起炎症的物质、缓解肌肉紧张。

症状缓解后采取运动疗法
（关于运动疗法请参照184页）

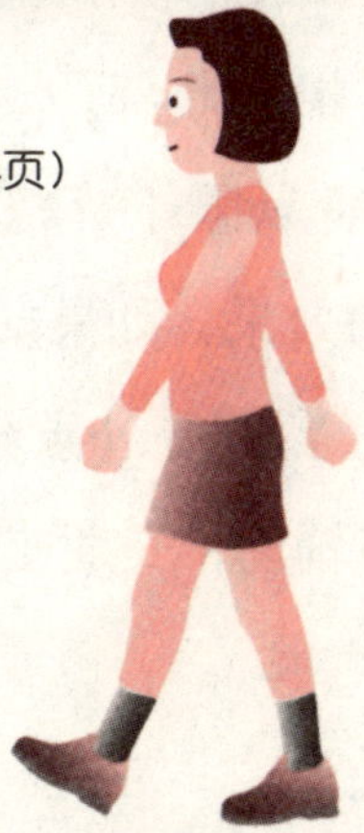

运动要根据恢复的程度进行，千万不能勉强！

如果完全不活动关节的话，周围的肌肉力量就会逐渐减弱，膝痛很可能复发。

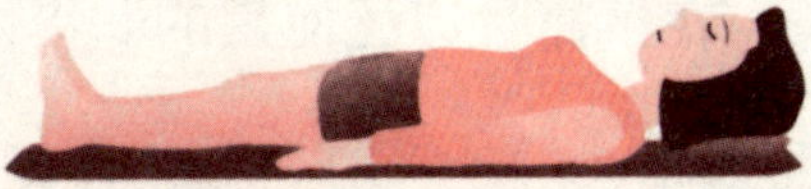

万一疼痛反复，要停止运动，静养观察2周左右。

抑制疼痛的药——消炎镇痛药的知识

为了抑制疼痛而采取的药物疗法，一般利用市面销售的药物或者处方药。这时，关于药物的种类、药效、有无不良反应和正确的使用方法等方面需要掌握一定的知识。这里我们试着归纳了最为常用的消炎镇痛药。

种类——不同剂型选择

根据剂型可以分为片剂和胶囊等内服药，栓剂、贴剂、软膏剂、霜剂等外敷约，以及注射剂。

有些人不习惯用栓剂，生理上讨厌的人也很多，但是栓剂对身体的不良反应较小，患者不妨考虑试着使用。使用肛门栓剂时最好身体放松，取侧卧位，小腿伸直，大腿向前屈曲，贴着腹部。

使用注射剂一般只限于疼痛剧烈时，效果比较明显，但只是短时间的效果，如果反复使用的话并不好。

贴剂、软膏剂、霜剂等外敷药一般辅助使用。疼痛剧烈时可采用冷湿布辅助，长期使用的话可采用温湿布辅助。

药效——高速效性

在镇痛时广泛使用的非甾体消炎药具有速效性的特

点。根据具体症状，医生还可能开具肌肉松弛剂、维生素B_1、维生素B_{12}、维生素E、末梢循环改善剂、精神安定剂、胃肠药等来改善止痛效果。

不良反应——肠胃较弱的人需要注意

此类药的不良反应几乎和药效一样明显。主要不良反应就是容易导致食欲不振、胃痛、胃灼热、恶心等肠胃不适。医生有时会为了保护肠胃开一些肠胃药，若是平常肠胃较弱的人一定要提前告知医生，以便采取适当的措施。如果担心肠胃不适的话可以考虑使用栓剂。

服用方法——切勿凭随意的判断增加用量

处方药的服用一定要遵医嘱。而非处方药的服用次数和用量一般是默认为疼痛剧烈时服用最大量，疼痛减轻时可以减少服用次数和用量。但是，不能够因为疼痛剧烈而随意增加用量。

药物治疗并不能根治膝痛。因此，一定要注意强化腿部肌肉，以防膝痛复发。

专栏3　民间疗法能够祛除疼痛吗？

当发生腰痛、膝痛时，大家首先会考虑去什么地方医治呢？当然，有人会直接去医院的骨科，但是也有不少人去按摩店，这里一般采取指压、针灸、按摩、推拿等疗法。

在接受这些疗法时，需要注意以下几点。

民间按摩店没有医院的骨科所具备的一般检查和治疗条件，也没有可以观察患部状况的X线成像设备。因此很难发现骨和组织的器质性异常。也就是说很难确诊疾病，只能通过外部观察来推断。但是，只有在查到根本原因之后才能针对性治疗。如上所述，看似简单的疼痛，有时是其他的原因造成的，所以如果不能及时发现病因非常危险。

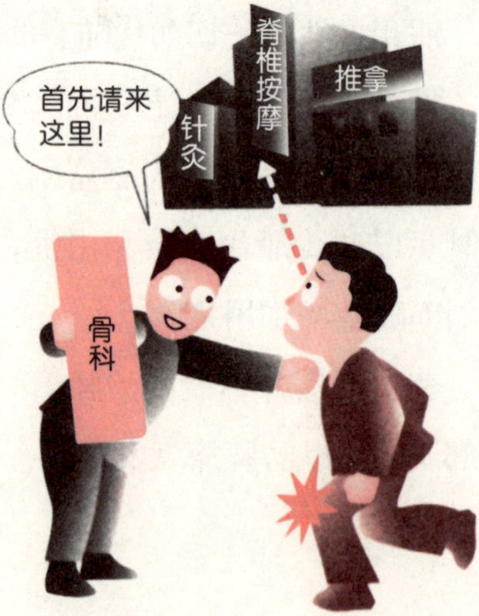

考虑到这些情况，请首先去医院骨科接受诊断。在此基础上，当医生认为可以通过按摩等疗法缓解疼痛时，可以按照医嘱选择符合症状的民间疗法。

第4章

治愈疼痛的日常生活疗法

妥善处理疼痛的方法

日常生活习惯与疼痛的关系

腰痛、膝痛最有效的疗法潜在于日常生活中，这一说法一点也不夸张。腰痛、膝痛的慢性症状比较多，如果患上的话几乎要耗尽余生与之打交道。因此，我们在生活中要注意以下事项，尽量防止病情的复发。

首先我们必须认识到最重要的治疗场所就是家里。这是因为在医院可以进行抑制疼痛的治疗，但是防止复发所需要的肌肉强化和姿势矫正，必须通过个人的努力才能实现。

此外，为了减少患部的负担，维持合适的体重很关键。如果体形肥胖的话，请在医生的建议下改善体质并逐渐减肥。另外，日常生活中必须尽量采取减少腰部、膝部负担的姿势和动作。

下面我们来看一下如何减少日常生活中腰部、膝部的负担，如何积极地消除疼痛，以及有助于我们同腰部、膝部打交道的方法。

症状的改善潜在于生活中

度过急性期以后一味逃避疼痛是不行的

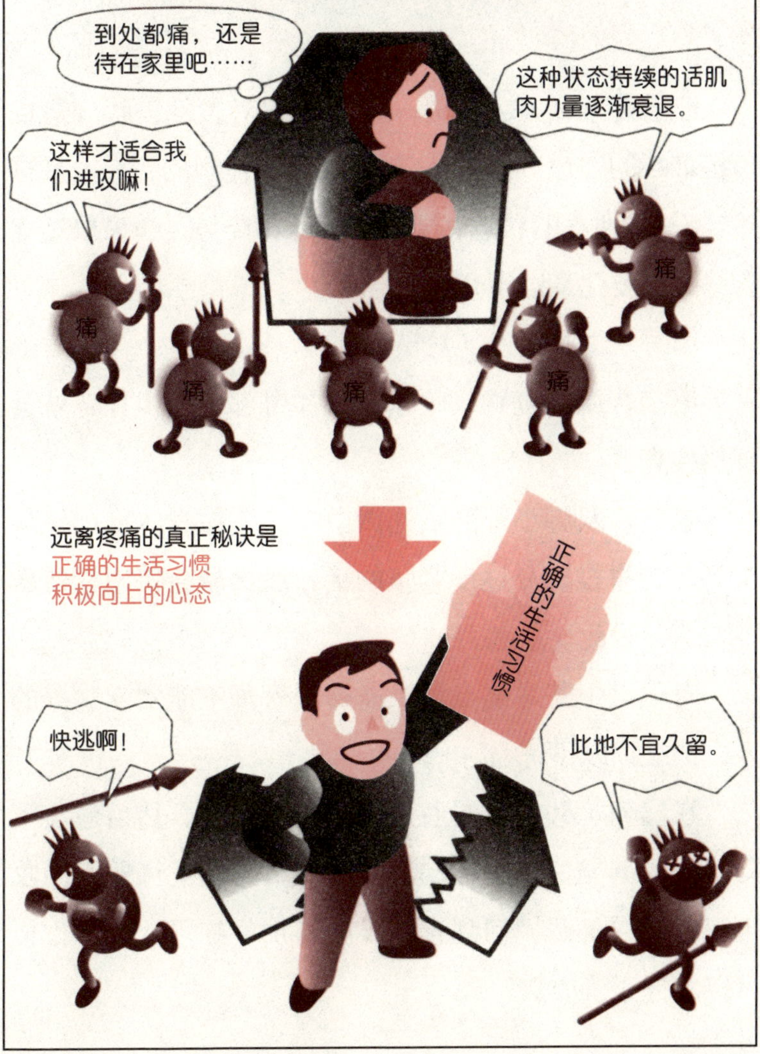

保护腰部、膝部的正确姿势

要点是保持脊椎的自然“S”形曲线

改善疼痛最基本的是，尽量采取对腰部、膝部造成负担最小的姿势。这就是前面第8页中提到的，脊椎呈自然“S”形曲线的状态。要想掌握这种姿势，当采取站立姿势时需要注意以下几点。

第一，微收下巴，放松肩部。

第二，微微挺胸，收紧腹肌和臀部，这样脊背就会自然伸直。

第三，双脚小趾趾根处微微用力支撑身体。如果从头到腰的脊椎部分过度紧张的话，肌肉就会僵硬，使腰椎弯曲，因此要注意。

对于以上基本要点如果能够理解却不能实际掌握的人，请继续以下练习。

在离墙壁30厘米左右处背朝墙壁站立。然后屈膝下蹲，背靠墙壁。向后移动双脚直到脚跟紧靠墙壁，微收下巴并慢慢伸腿，回到直立姿势。反复练习这个动作便可以掌握正确姿势。

正确姿势要点

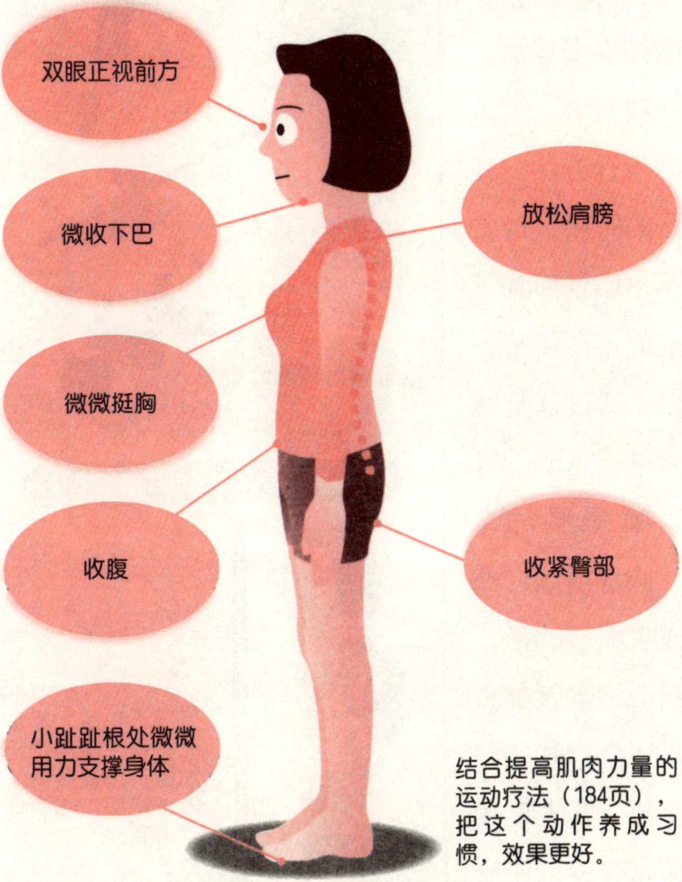

结合提高肌肉力量的运动疗法（184页），把这个动作养成习惯，效果更好。

刚开始的时候，不适应正确姿势，肌肉紧张，反而容易感觉疲劳，请耐心练习，准确掌握姿势要领。

◆ 掌握步行的基本要领

在掌握了正确的站立姿势后，现在我们看一下正确的步行方法。在走路的时候，经常一不小心就回到了以前的不良姿势，所以要通过反复练习来掌握正确的姿势。如果腰部弯曲、胸部前倾、凸腰或者塌腰的话，不仅会增加腰部负担，还会增加膝部的负担。基本要领是伸直脊背，使腹肌和背肌适度紧张来支撑上身。

上楼梯

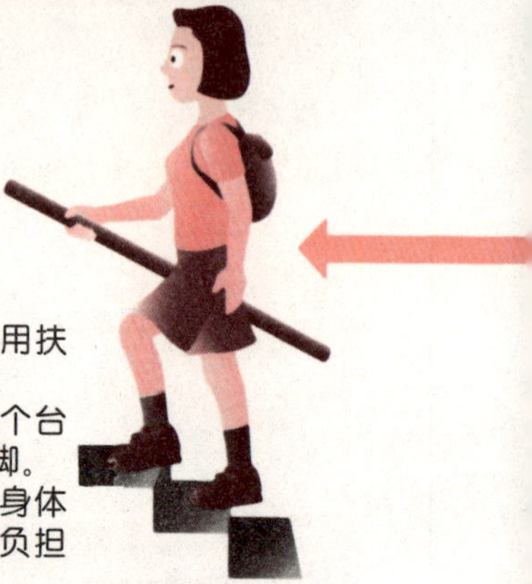

有扶手时利用扶手支撑身体。
一个台阶一个台阶地挪动双脚。
伸直脊背，身体前倾时腰部负担加重。

在公交车或者电车里

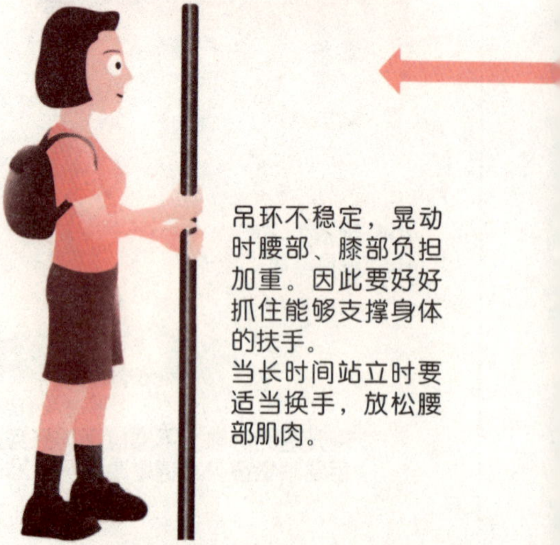

吊环不稳定，晃动时腰部、膝部负担加重。因此要好好抓住能够支撑身体的扶手。
当长时间站立时要适当换手，放松腰部肌肉。

有益于腰膝的步行方法——不同情况的注意点

步行的基本要领

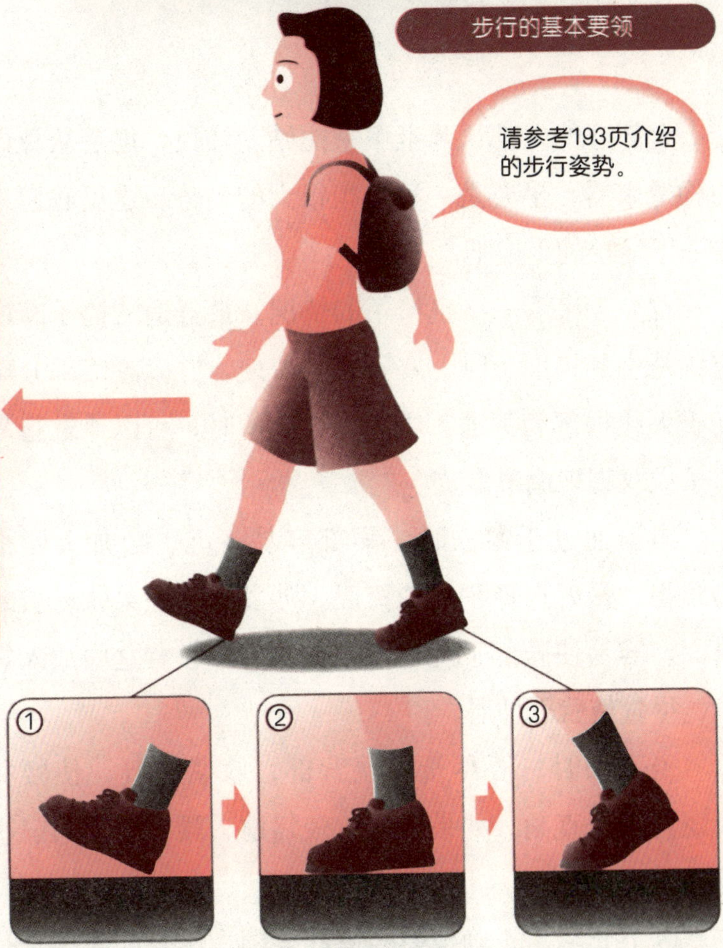

脚跟先着地

从脚跟向脚趾趾根处转移体重

当趾根处承受体重时，使用全部脚趾后蹬发力

靠正确的坐姿减轻负担

椅子的座面高度是关键

大部分的人都认为坐下来比站着轻松，但是从身体的构造来看，坐姿是一种负担很大的姿势。这里我们来看一下轻松的坐姿吧。

首先，来看一下坐椅子的情况。最舒适的椅子高度应该是坐到椅面上时，双脚完全着地，并以膝盖部分略高于大腿根部为基准。当高度不合适时，可以通过垫高椅子或双脚来调节。

当椅面过于柔软时，腰部容易下沉，会加大腰椎的负担，最好选择稍硬的椅面。沙发等一些柔软材质的椅面，容易使腰部下沉，可以在腰部和靠背之间放入靠枕，尽量使背部伸展。

坐下来时，要尽量伸展背部，收紧腹肌，使腰和大腿几乎呈直角。如果坐得比较靠前，腰椎容易向前错位，需要注意。

以上介绍了正确坐姿的基本要领，尽管如此，长时间采取相同坐姿的话依然对身体不好。如果必须长时间坐的话，注意要轻微活动身体，放松紧张的肌肉。

减轻腰膝负担的坐姿——坐椅子时

长时间坐时要轻微活动身体，放松紧张的肌肉。

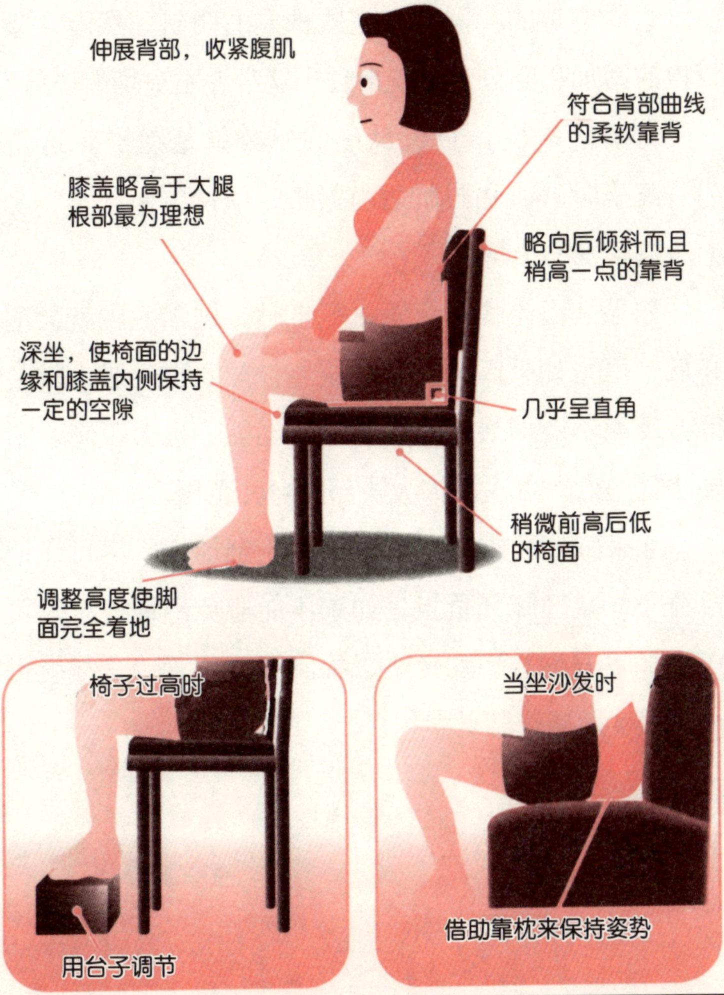

跪坐在地板上时应采取左右对称的姿势

放松地坐在地板上的姿势有女性的侧身坐、男性的盘腿及半蹲半坐等。

这些姿势的共同点就是腰椎左右倾斜。然而，腰部负担的增加和姿势变形就来自于这种左右失衡的姿势。

对腰部来说，负担最小的坐姿就是跪坐。这是因为，跪坐时背肌和腹肌适当紧张，保持平衡，不容易产生压迫腰椎的力量。

如果是因为膝痛而无法跪坐时，勉强跪坐就会适得其反。但是如果因为膝痛而避免伸屈双腿，肌肉就会变得僵硬而不能伸展，膝关节的活动能力也会下降，所以要注意一点一点逐渐扩大腿部的弯曲范围。

如果膝痛严重时，要尽量避免坐地板。尽可能地选择椅子，减轻膝部负担。如果不能避免坐地板时，可以在臀部下方垫2或3片坐垫，抬高膝部位置，这样就可以很大程度地减轻膝部负担。

减轻腰膝负担的坐姿——坐地板和榻榻米时

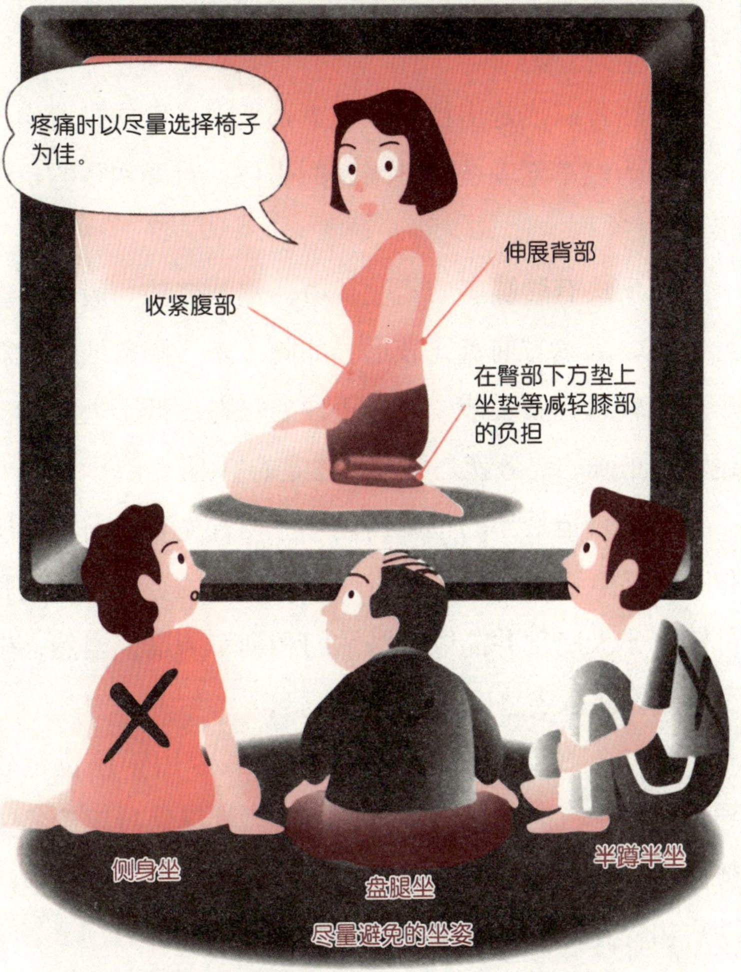

自认为轻松的坐姿可以说因人而异，但是如果无意识地选择了错误的坐姿，就容易增大腰膝的负担。

驾车时的姿势

长时间驾驶时中途要休息

腰痛可以说是出租车和卡车司机中多发的职业病。这是因为汽车驾驶是一种强制的姿势，对腰和膝的负担很大。

在反映有腰膝痛的驾驶员中，驾驶姿势一般都是上身后靠，肩离方向盘比较远。如此一来，脚离油门和刹车就比较远，膝关节一般处于伸展状态，低于大腿部。这种不正确的姿势就是导致腰膝痛的原因。

采取负担最小的正确驾驶姿势，首先要向前移动座位，并注意腹部不能影响方向盘。座位的合适位置以膝部略高于大腿部并能顺利踩油门和刹车为准。当然，坐下时还要注意姿势坐正，不要弯腰。

此外，在驾驶中无意识地弯腰或者由于座位过软导致腰部下沉时，可以在背部放入靠枕以保持正确的姿势。在驾驶过程中肌肉容易紧张，要注意通过适度地活动肩和背或者中途休息来缓解、消除疲劳。

驾驶时的注意事项

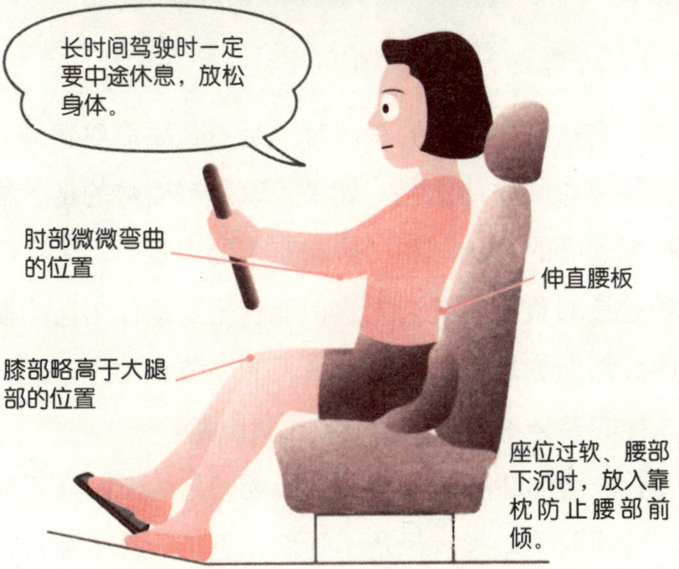

按照以上要点，首先要确认适合自己的座位位置。

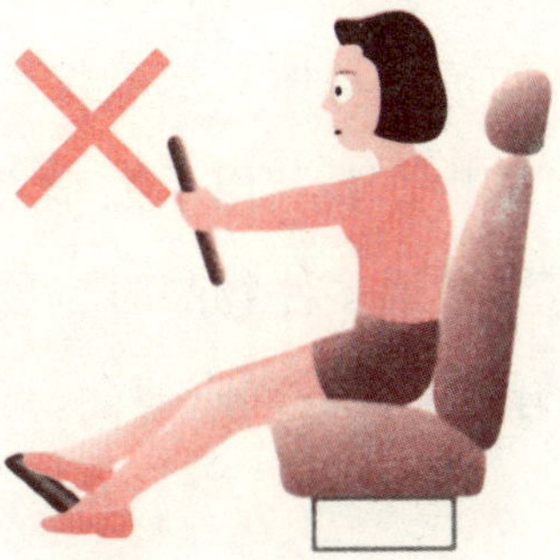

座位靠后时需要伸直膝盖、背部前倾，不舒服。

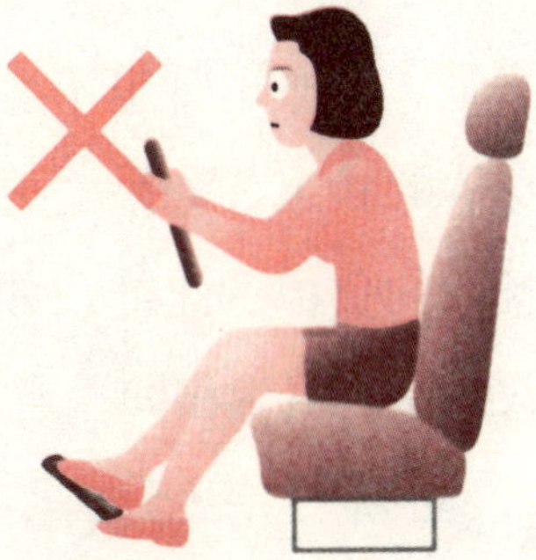

尽管座位位置也正确，但是习惯前倾身体的人仍然需要注意。

搬起东西时的注意事项

禁忌半弯腰，一定要慎重！

大家在搬起地上的东西时，是不是采取双腿伸直站立，往前弯腰的动作呢？如果采取这种姿势的话，需要“抬起上身的力量”和“搬起东西的力量”，为了弥补这种过量的负担，就会无意识地利用反动作用猛力搬起东西。然而这是使腰部负担最大的姿势和动作。那么，什么样的姿势才能够尽量地减少负担呢？

首先要屈膝下蹲，然后把所要搬起的东西从正面拉近，再用双手搬起。但是不管怎么下蹲，都不要从侧面通过扭腰来搬东西。

在起身站立时，要充分利用大腿、臀部、腰和手腕的力量。在搬运时也不要使东西远离身体，尽量保持靠近身体的状态。如果需要搬运重物，要利用手推车来减少腰膝的负担。此外，如果需要搬运多件物品时，要尽量做到左右重量相同，避免使脊椎向左或向右弯曲。

搬起东西时的动作要领

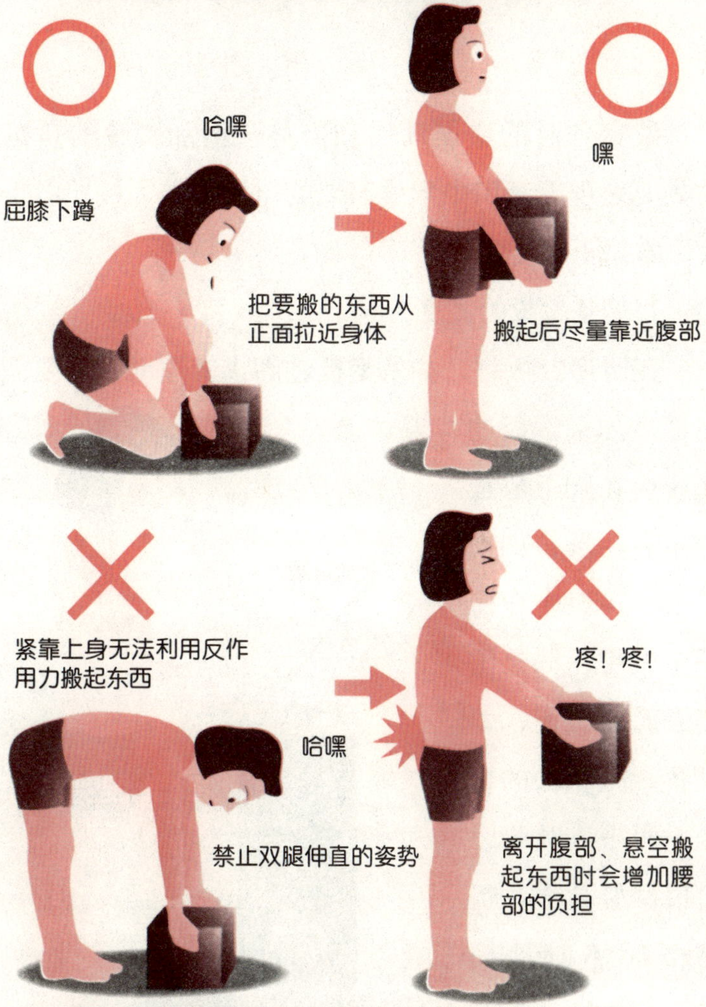

不管姿势是否正确，搬过重的东西都是很危险的。搬运时最好利用手推车。

做家务时也需要注意

不屈膝的弯腰动作是引起疼痛的罪魁祸首

做家务时的错误动作和姿势会增加腰膝的负担。首先要发现无意识中形成习惯的错误姿势，按照以下建议，掌握正确姿势。

1.调整案板的高度

在厨房做饭时，如果案板过高或者过低，需要调整高度。如果案板过高，要在脚下放置台子。相反，如果过低，可以坐在椅子上做饭。如果需要长时间做饭，要准备一个稍低的台子，放上一只脚，可以减轻负担，但是要时不时地换脚。

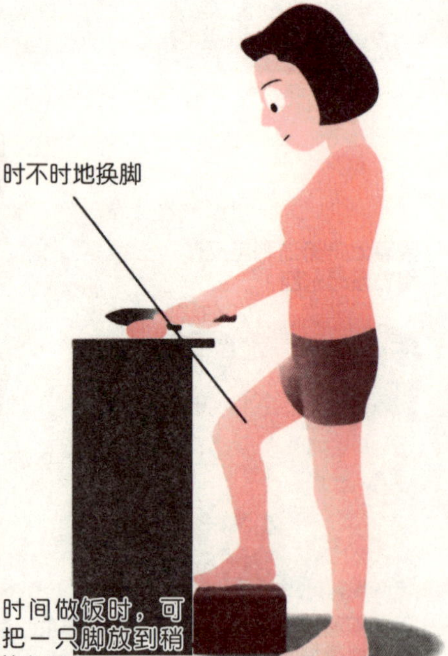

长时间做饭时，可以把一只脚放到稍低的台子上。

2.晾衣和熨烫

洗衣或者晾衣时，你是不是在站立的情况下向前探身，然后从脚前的桶里直接取衣服呢？这个姿势就如前面156页描述的那样，会增加腰部的负担。所以一定要屈膝下蹲取衣服。晾衣竿的高度，以不上举胳膊能够操作为准。

熨烫衣物时，不能以地板为熨衣架、采取跪坐在地板上单臂支撑上身的前倾姿势。最好以桌子为熨衣架，坐直熨烫衣物。

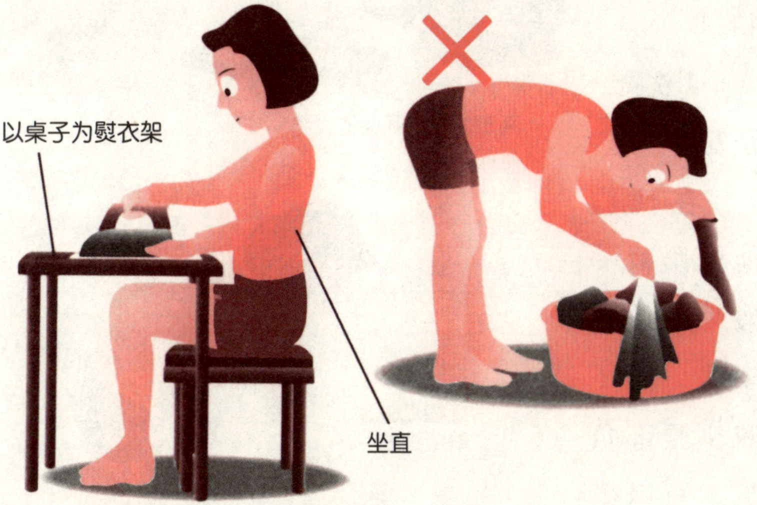

3.打扫除

使用吸尘器时，调整把手的位置，以直立姿势能够操作为宜。两脚前后错开一定距离并保持姿势。在打扫家具的空隙等低处时，要单膝跪地蹲下来打扫。

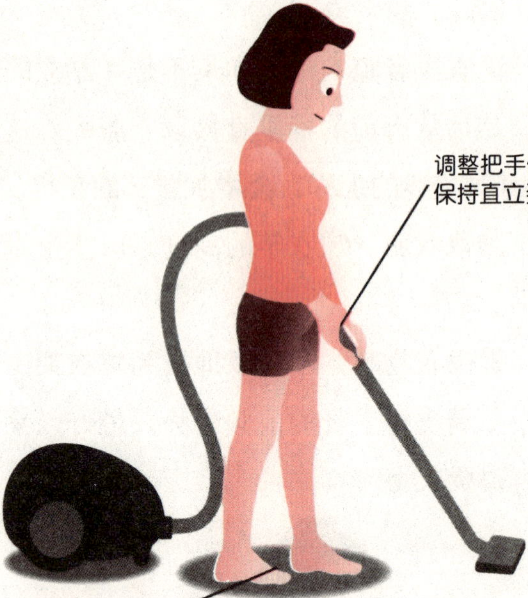

4.洗脸、洗发

在洗脸池洗脸时一般采取前倾姿势，为了减少腰部负担，可以微弯曲双腿使膝盖靠着台

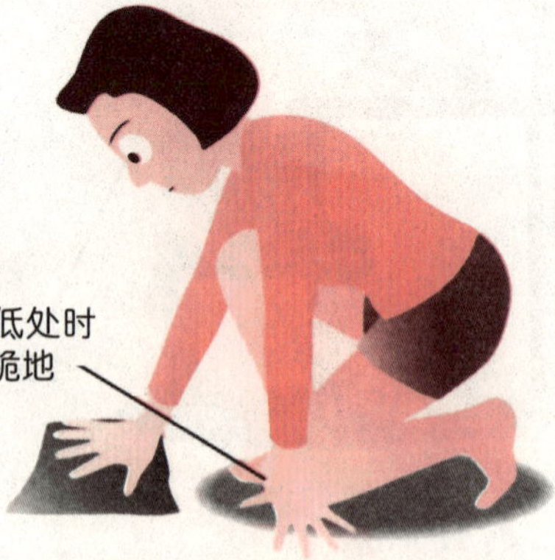

座侧面。

在浴室洗头时，坐在浴凳上或者双膝跪地容易前倾身体，但是这样的动作很危险。可能的话就坐在较高的椅子上洗头。

5.鞋、袜、裤子要坐在椅子上穿

穿鞋、袜、裤子时最常见的就是单腿站立，逐渐合并双腿的姿势。但是，这仍然是伸直膝部弯曲腰部的姿势，腰部负担很大。穿鞋、袜、裤子时应该坐在椅子上，抬起一条腿靠近身体，把脚放在椅面上穿。

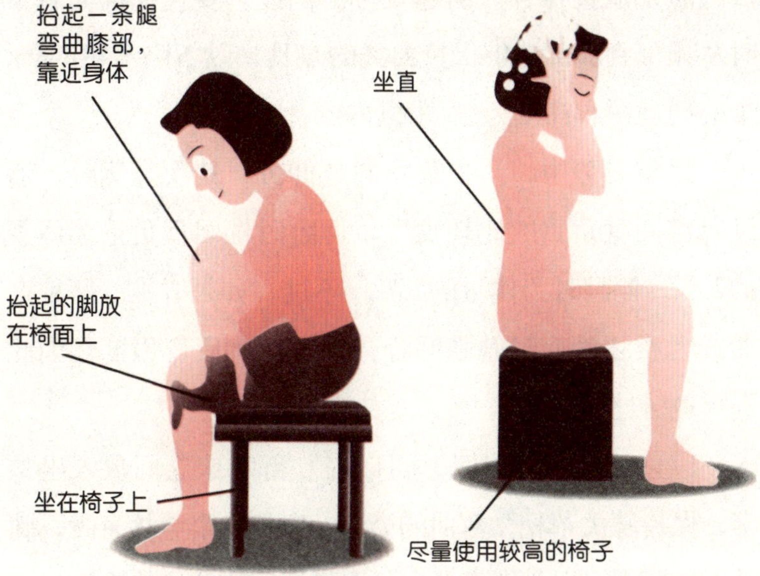

生活用品的选法和用法

习惯了的动作也需要再进行检查

日常的习惯和动作一般以减轻腰膝负担为好。借此机会我们再检查一下自己习惯吧。

1.要注意寝具和睡姿

由于每天都要使用寝具，所以选择时要十分注意。使用太过柔软的被褥时，身体容易下沉，尤其是骨盆下沉时腰部肌肉拉伸，引起疲劳。因此，要选择仰面躺下时从颈部到胸部能够保持曲线的寝具，以下陷不超过3厘米的硬被褥和高度为6厘米以内的枕头为好。

睡觉姿势中，负担最小的是仰卧，其次是侧卧。通过对椎间盘负重的比较发现，仰卧时椎间盘负重为体重的25%，侧卧时为体重的75%。不过，如果脊椎、腰椎弯曲或者腰膝疼痛时勉强仰卧会加大身体后弯力度，因此选择侧卧比较好。

以仰卧姿势休息时，可以在膝部和床之间放入坐垫等，保持膝关节稍微弯曲的姿势。以侧卧姿势休息时，膝关节和脚踝可以稍微弯曲，采取像虾一样的姿势比较好。

减轻腰膝负担的寝具和睡姿

减轻腰部负担的寝具

枕头和被褥的搭配以仰卧时能够保持脊椎的自然曲线为准

枕头的高度在6厘米以内

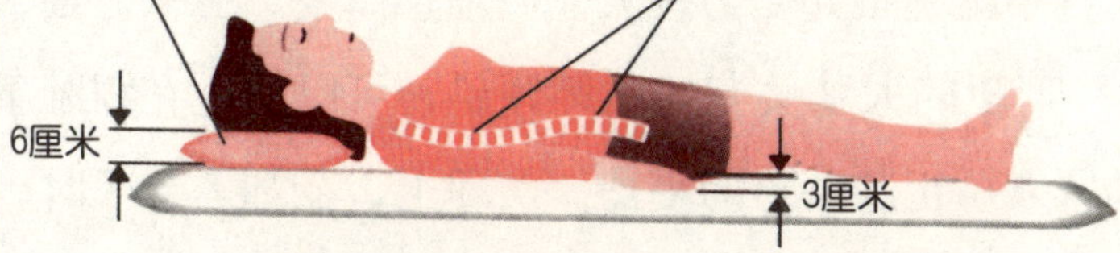

被褥以仰卧时身体下陷不超过3厘米为准。不过，太硬的被褥也不好。

正确的睡姿

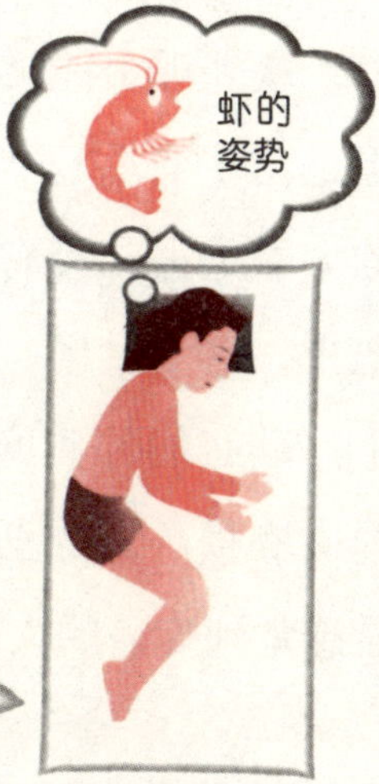

仰卧最佳

出现疼痛时，在膝部和床之间放入枕头或者坐垫等，使股关节和膝关节稍微弯曲

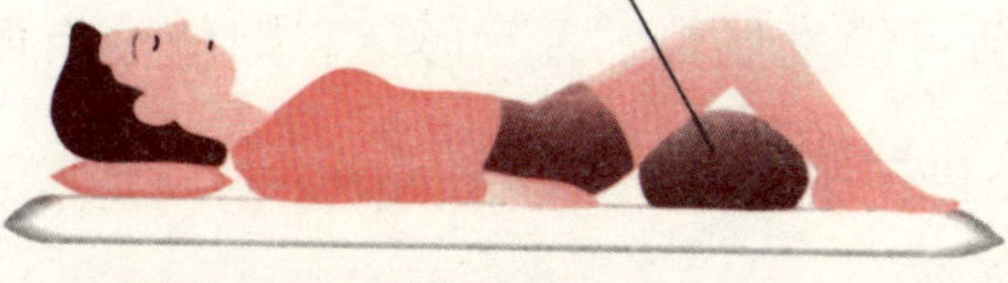

疼痛强烈时要调高枕头和坐垫。

疼痛严重，无法仰卧时可以侧卧，弯曲股关节和膝关节就会感到轻松。

2.要减轻腰腿负担，选择适合走路的鞋子

选择鞋子的基本要点如右图所示。“O”形腿和“X”形腿的人即使能够选择符合条件的鞋子，由于腿部本身已经失去平衡，需要想办法进行矫正。

“O”形腿的人由于膝关节内侧磨损，膝部向外侧打开，小趾趾根处受力较大，应增加厚度。另一方面，“X”形腿的人膝关节向内侧倾斜，可以通过在蹋趾下方加厚来矫正膝关节的平衡。实际上，在加工鞋子时，比较有效果的做法是垫上毛毡鞋垫或者橡胶垫。但是最好能够在听取医生建议的基础上正确把握位置。在医院一般使用丁字鞋的装备，其基本作用和鞋垫一样。

从外观上能够明显看出膝关节变形的就不用说了，但是由于有些已经开始向“O”形腿或“X”形腿发展的人看上去却没有明显的变化，本人也感觉不到，容易忽视。这个时候，首先可以把平常穿的鞋子翻过来看一下。鞋底的外侧磨损严重的话可能发展为“O”形腿，内侧磨损严重的话可能发展为“X”形腿。即使没有明显感觉到疼痛的人也一定要确认一下鞋底。

如何选择能够减轻腰膝负担的鞋子

以以下要点为准来选择自己合脚的鞋子吧。

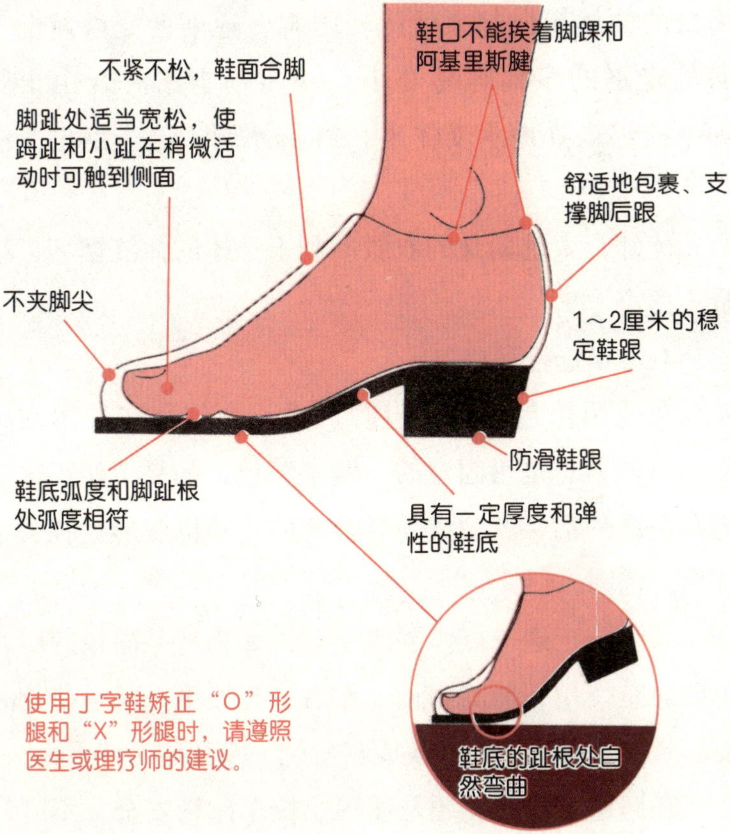

使用丁字鞋矫正“O”形腿和“X”形腿时，请遵照医生或理疗师的建议。

考虑到对腰膝的影响，系鞋带的运动鞋最安稳舒适。具体的买鞋的建议请到配有试鞋师的鞋店咨询。

3.衣服的选法

在反映腰痛的患者中有不少是习惯穿厚衣服的。但是，为了在日常生活中改善症状，首先重要的是要穿容易活动身体的衣服。如果穿厚衣服，以肌肉强化为目的的体操做起来就比较困难，逐渐会变得慵懒，而且走路的步幅容易变小。小步幅走路时，由于脚部不能够很好地承受体重，容易摔倒，这一点也要注意。

此外，太过紧身的衣服不利于身体的血液循环，尽量不要穿。

4.尽量选择双肩包

在使用挎包和手提包时，重心会偏移在身体的一侧。有些人总是用固定的一侧来背包，如果不纠正这一错误习惯的话，就会成为脊椎弯曲、腰椎变形、膝关节变形的诱因。

为了防止这一点，需要注意：如果是手提包的话，不要总是使用一侧的力量，左右适当换手，双手持物时要尽量左右重量均匀、换成双肩包，以及切勿持重物。

在搬运重物时，还是使用小拉车比较安全。不过，在使用小拉车时，注意不要扭身，要完全直起腰来拉。另外，拉小车的手腕不能向后伸直，要尽量靠近身体。

如果不注意这些细节的话，有可能因为使用小拉车导致腰、膝关节的病情恶化。

选择衣服和包的要点

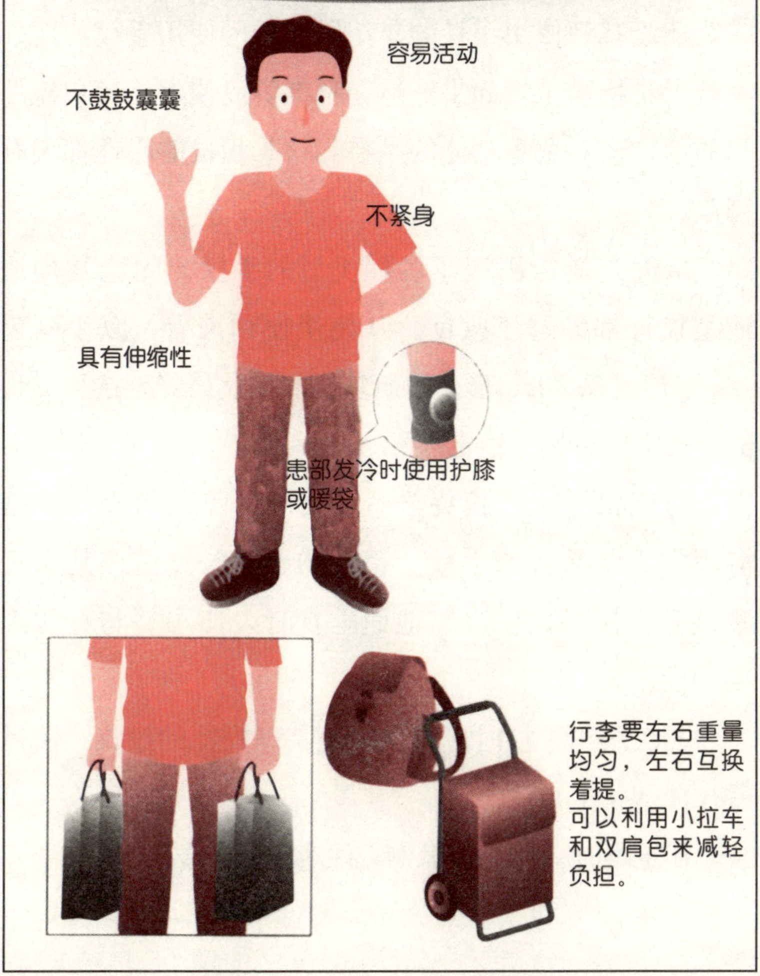

5.要善于使用手杖积极地步行

对于因为腰膝痛而懒得步行的人，手杖是最好的伴侣。通过手杖的支撑作用，体重分散到双脚和手杖，不仅减少了负担而且还可以保持稳定的姿势。如果认为“我还没有到使用手杖的年纪”而抵触使用手杖的话，那就大错特错了。如果能够在早期阶段使用手杖积极外出的话，这对全身功能的维持和培养积极的心理都大有裨益。

最近市场上出现了各种类型的手杖，无论是构造还是设计都经过了改良。从使用便利来看，以手柄为“T”形或反“L”形、材质较轻的手杖最好。这种形状的手杖手持方便、稳定性好。

当症状恶化、膝关节不灵活时，可以考虑使用带有固定手腕装置的手杖。手杖的合适长度应该是当直腰站立、持手杖使之与地面垂直时，使小臂与身体约成30度。

初次购买手杖时应该听取医院理疗师的建议，选择适合自己身体的手杖。

在走路时，为避免滑倒应注意步幅不要过大。

手杖的选法和用法要点

正如“跌倒之前先准备手杖”所说，手杖是外出时的最佳伴侣。在防止复发、抑制恶化方面也颇有效果。充分利用手杖积极地出去散步吧。“手杖是老年人的工具”这一偏见是改善症状的大敌。

手杖的长度和位置

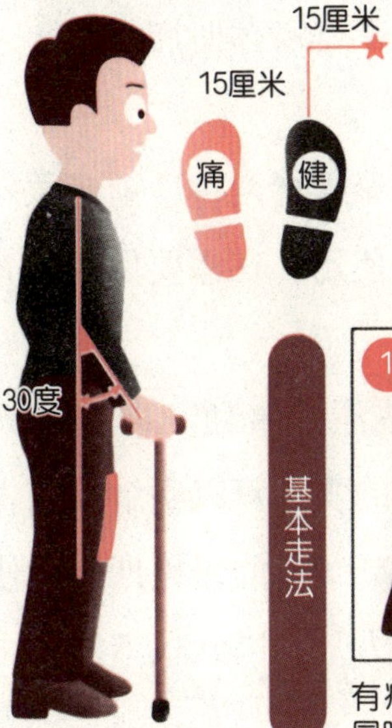

当手杖在这个位置时，持手杖的小臂与身体约成30度，并能够顺利回到腰部。

基本走法

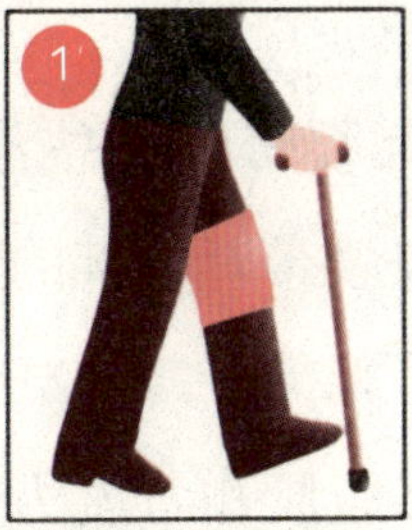

有疼痛的腿和手杖同时向前迈

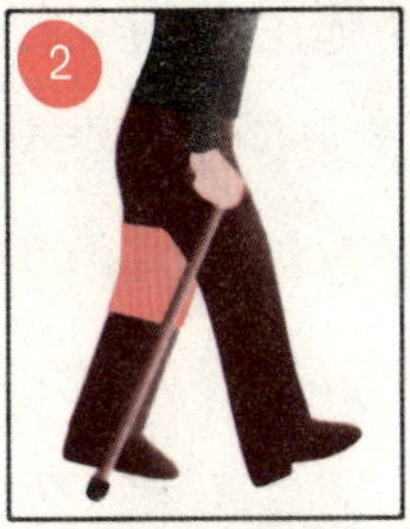

然后再迈健康的腿

疼痛剧烈时的走法

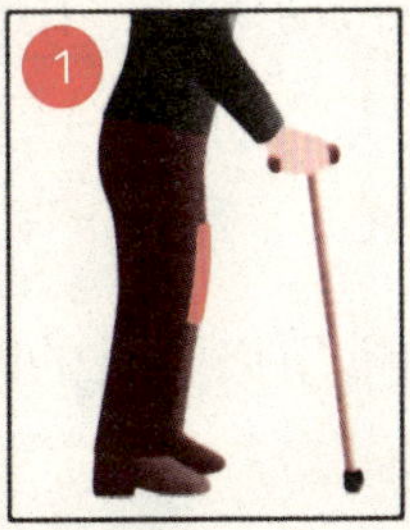

先向前拄手杖

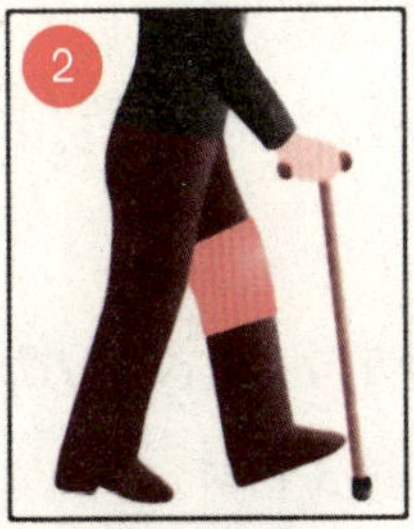

接着迈疼痛的腿

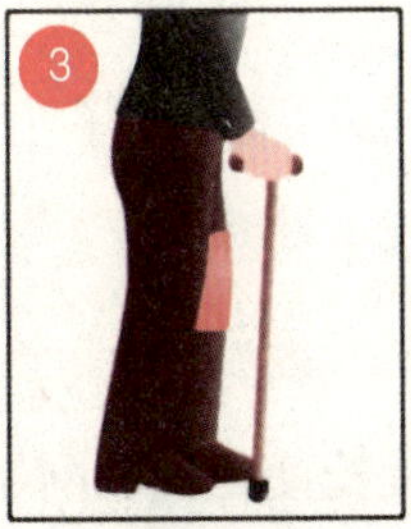

最后再迈健康的腿

6.束腰带要在规定时间内使用

缠在腰部的束腰带是治疗腰痛时使用的器具之一。

束腰带的效果有加强衰退的腹部肌肉和背部肌肉、稳定腰椎等。稳定腰椎可以减少腰椎和椎间盘的负担，减轻疼痛。同时，还可以防止活动身体时腰部发生过度扭曲。

束腰带的材质一般有布和聚丙烯两种，前者柔软，后者比较硬，应根据症状区分使用。在需要保温的时候要选用布制束腰带。

不过，使用束腰带时有些注意事项，即使用只限于急性期。由于束腰带对腰部的支撑可以缓解疼痛，因此容易产生依赖。如果在疼痛减缓后的慢性期仍然使用的话，不利于加强腹肌和背肌力量，因此也不能防止复发。

为了防止这样的弊端，有效地帮助治疗，在进入慢性期后，除了不要做对腰部负担很大的动作外，最好去掉束腰带。

发病1～2个月后，要慢慢增加不用束腰带的时间，最长使用时间不超过3个月。

束腰带的优点和使用方法

使用束腰带的优点

●限制腰椎的活动范围，可起到稳定的作用。
●使腰椎排列整齐。
●通过束腰带可以减少椎间盘的负担。

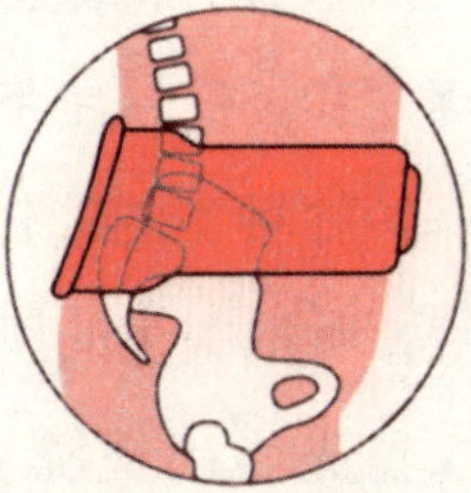

标准的束腰带

植入金属支柱的布制束腰带比较柔软。适用于闪腰、椎间盘突出、慢性腰痛。

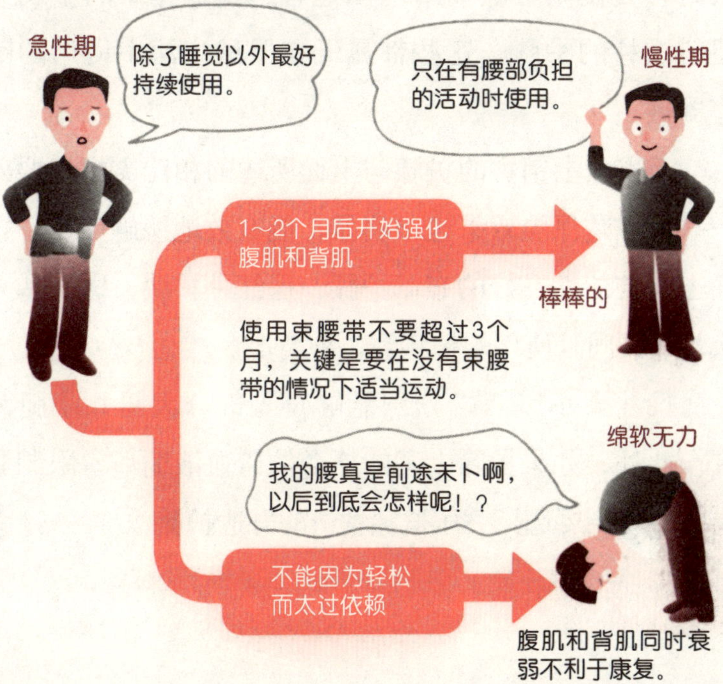

7.医用护膝的合理用法

当膝关节疼痛时，使用具有防止关节松动和保温效果的护膝是不错的选择。

护膝具有保温效果，可以促进血液循环，也可以抑制疼痛和炎症，使步行变得更轻松。

护膝种类的选择因症状而异，在选择时要围绕以下几点，听取医生的建议。

首先当出现膝关节变形、股四头肌萎缩等严重症状时，要使用在膝关节两侧配有起支撑作用的金属或塑料支柱的护膝。这些都属于在器械疗法中使用的医疗器械。

而市面上销售的护膝与上面所述的相比支撑性要差一些，但是保温效果也很明显，能有效地缓解疼痛。市面上有伸缩性良好的布制护膝、远红外护膝，以及和一次性暖袋同时使用的护膝等，种类很多。

尺寸大小以两端分别能够覆盖部分大腿和小腿为宜。此外，如果护膝太紧的话会妨碍血液循环、限制肌肉的活动，要选择不压迫膝关节的舒适护膝。

护膝的优点和使用方法

护膝的优点

覆盖膝关节，起支撑作用，稳定膝关节的活动。
有助于肌肉运动的传达，使步行变得轻松。
具有保温效果，可以防止受凉引起的疼痛。

特写　**软性板簧支撑护膝在变形性膝关节病初期使用效果明显。**

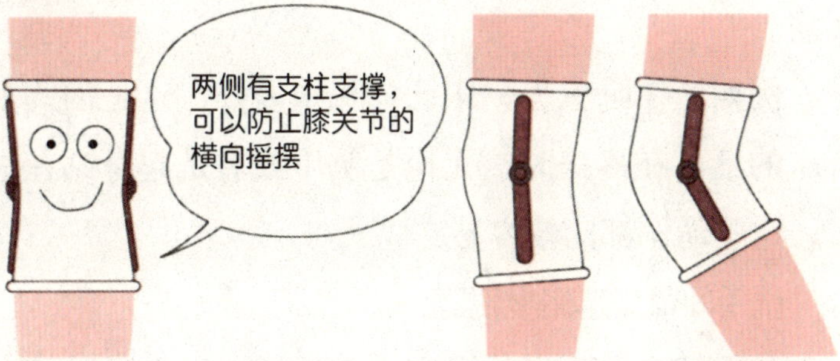

如果以膝关节的保温为目的的话，市面销售的布制护膝就可以了。如果要达到固定关节的目的，需要根据症状来选择带有支柱的护膝。

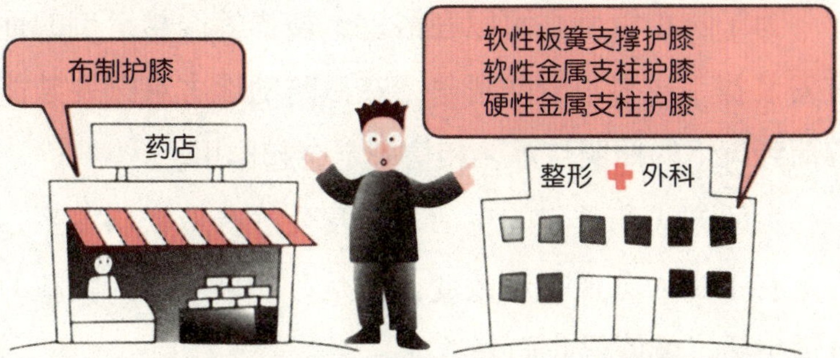

8.尽量采取减少不合理姿势的安全生活方式

如果留意我们的住房构造就会发现，平常不注意的地方也为我们的腰膝增加着负担。可以说，就减轻腰膝负担而言，西方的生活方式要比日式优越。日式生活中，由于站姿和坐姿之间的高度差比较大，腰膝的屈伸动作比较多，这就增加了相应的负担。西方生活以椅子和桌子为主，其特点为弯曲关节动作较少，不容易产生疼痛。

例如，在卧室里，床比榻榻米要好。这是因为如果有床的话，在疼痛时，无论是躺下或者是起身站在地板上，这些动作都比较容易完成。

洗手间最好选用坐便器。

如果门口台阶间的距离较高的话，可以通过放台子来缓解。另外，在进门处放一把椅子，坐下穿鞋、脱鞋会比较安全。

为了防止滑倒，可以在浴室、楼梯等容易滑倒的地方安装扶手或者放置防滑垫，在黑暗的地方可以安装能够照到脚下的照明灯等，相信一定会起作用。

生活方式和长年的生活习惯及爱好有着密切关系，肯定有不少人会说很难改变。但是，如果考虑到腰膝的舒适生活，就值得我们去尝试。

减轻腰膝负担的家居要点

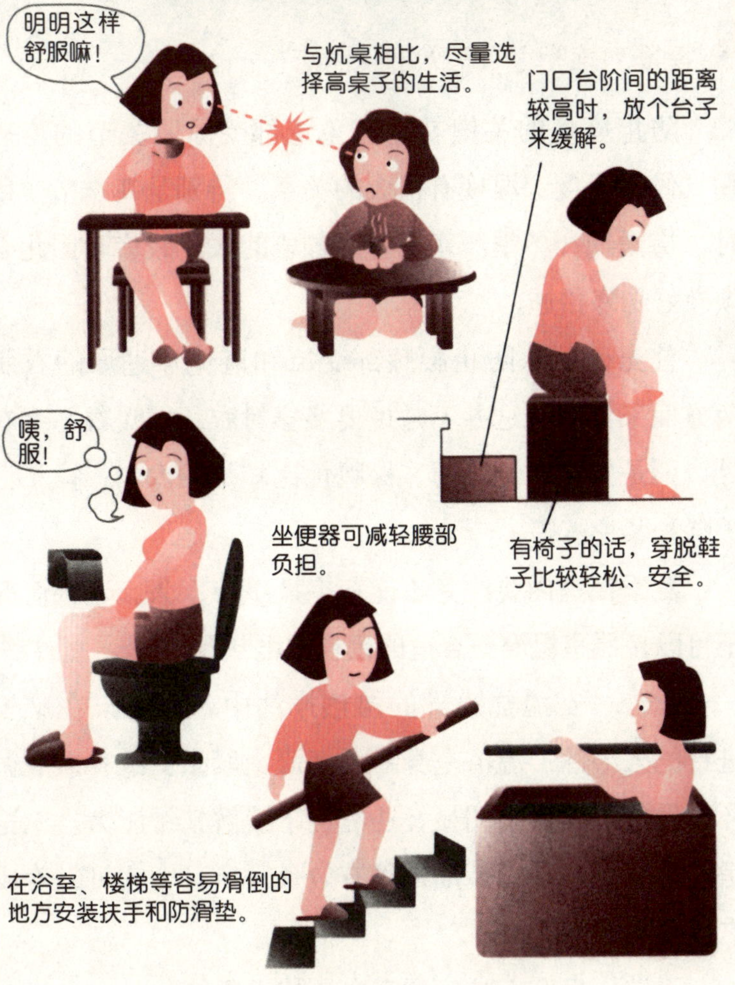

最大的要点是尽量减小站立和坐下时的高度差。

疼痛的天敌——防寒对策

防寒对策和行之有效的入浴法

防止疼痛的关键就是避免患部受凉。关节的疼痛和气候、温度、湿度有很大的关系。特别是在季节变化时、梅雨期和冬季严寒期疼痛加剧的人比较多，因此必须做好防寒措施。

首先，要从防止腰膝部受凉和避免穿过厚的衣服两方面来考虑。这并不是说要多穿衬衣、保暖衣、毛衣等，而是要穿质地较薄、保暖性比较好的内衣、袜子、护膝和紧身裤等。

夏季在室内要注意不能在空调下待太久。这种情况下可以按照室温准备合适的围毯或电热毯。

此外，在温热患部的温热疗法中，有可以在家里进行的入浴法。温浴全身对缓解肌肉紧张、改善血液循环、缓解疼痛效果明显，还有利于缓解精神压力。无论是在急性期还是慢性期都很有效果，所以大家可以养成右图所示的入浴习惯。

不过，患有心脏病和高血压的人不能长时间入浴。如果是有某种顽疾的话，一定要在医生的建议下入浴。

提高温热效果的入浴法

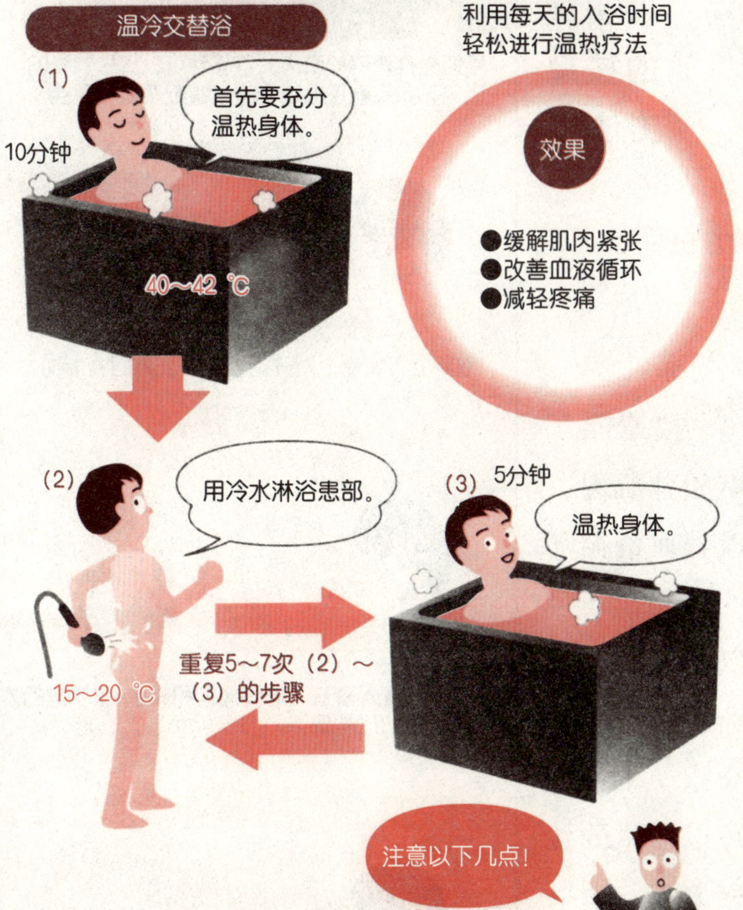

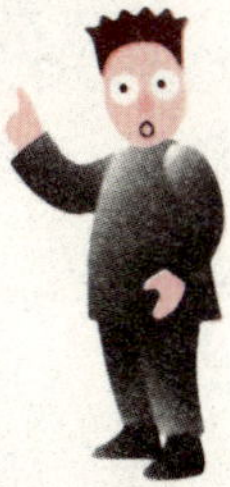

（1）要避免增加腰膝负担的前倾姿势。
（2）入浴后不要使身体受凉。
（3）心脏或血压有异常的人禁止长时间入浴。
（4）患部肿胀发热时不能采用温水浴。

家庭可以实施的按摩方法

可以祛痛的3种按摩方法

按摩除了有松弛肌肉、改善血液循环的效果，还可以防止肌肉萎缩。下面我们介绍一下家庭可以实施的按摩方法，请一定要实践。

可轻松实施的基本按摩

腰部按摩

手抓脊椎两侧的肌肉上下移动可以放松紧张的肌肉，如果能加上右侧的大腿按摩效果更佳。

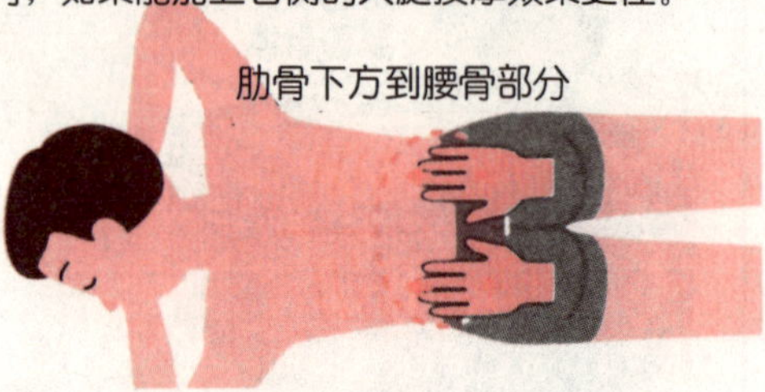

双手上下按摩，刚开始轻一点，然后逐渐加力。

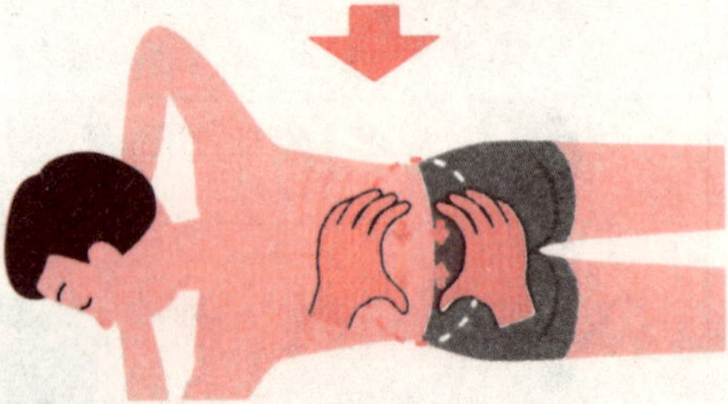

双手和椎骨垂直，借助拇指和其余4个手指的力量交替按压椎骨。

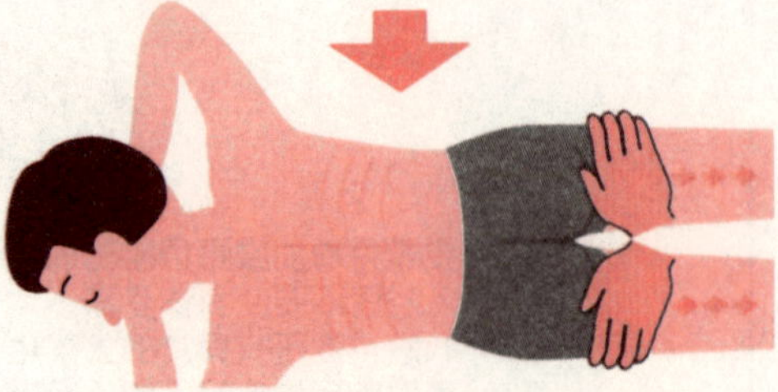

双手小鱼际部分用力，从大腿根往下搓动。

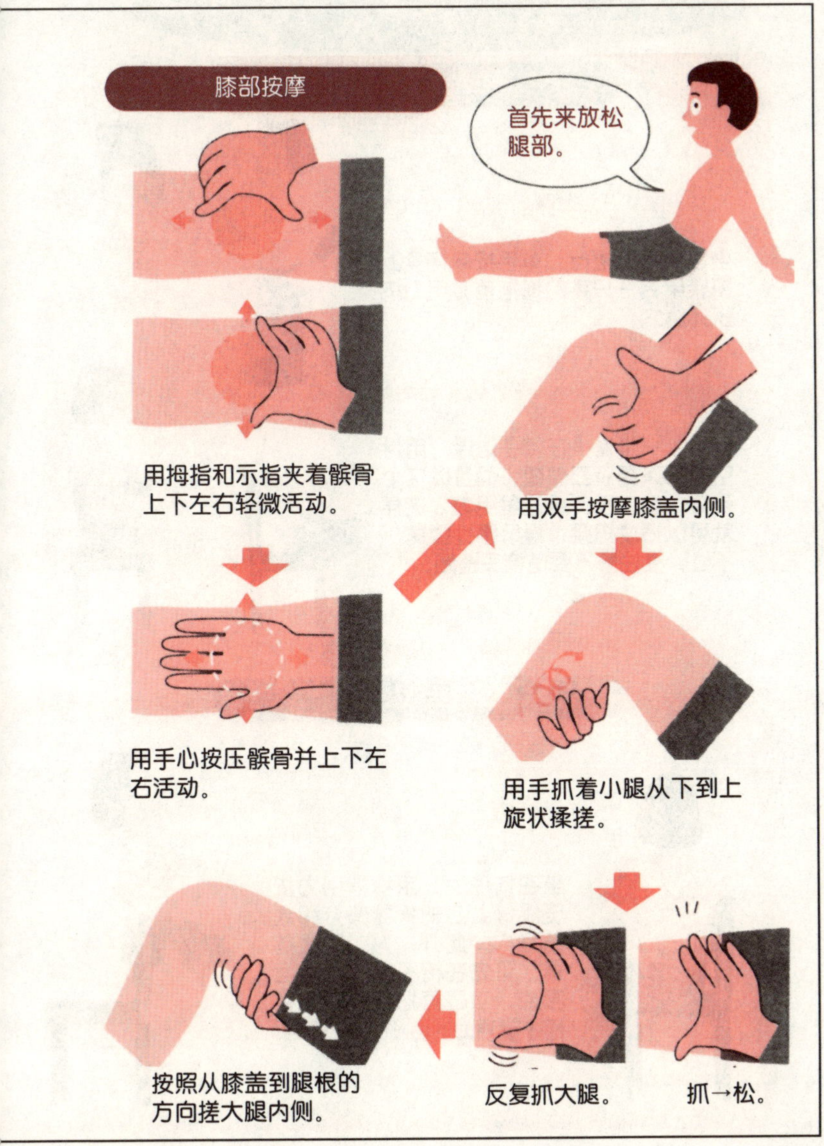
膝部按摩
首先来放松
腿部。
用拇指和示指夹着髌骨
上下左右轻微活动。
用手心按压髌骨并上下左
右活动。
用双手按摩膝盖内侧。
用手抓着小腿从下到上
旋状揉搓。
反复抓大腿。
抓→松。
按照从膝盖到腿根的
方向搓大腿内侧。

穴位按摩

慢性腰痛久治不愈时

（1）请人帮助按摩，每次5～10分钟。

坐在椅子上进行。单手按摩骨盆上部，用另一只手的拇指稍微用力按压环跳穴。

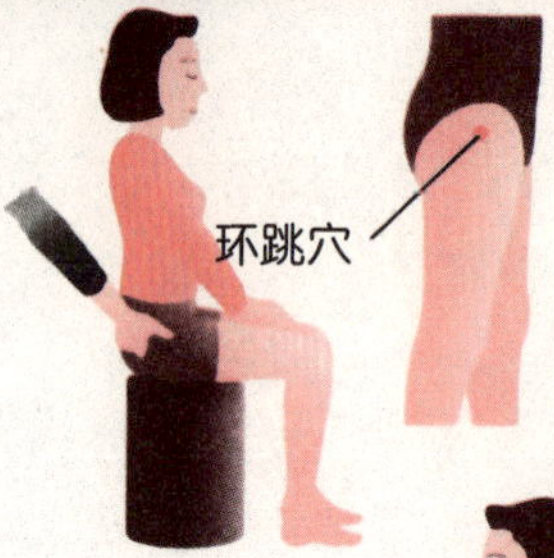

（2）自己能做的按摩，每条腿5分钟。

首先，一半臀坐在椅子边缘，用悬空的那条腿跷二郎腿。而且以这个姿势，使上面的腿往里用力，这样就可以适度扭腰，缓解慢性腰痛。不过，要注意不要使椅子歪倒。

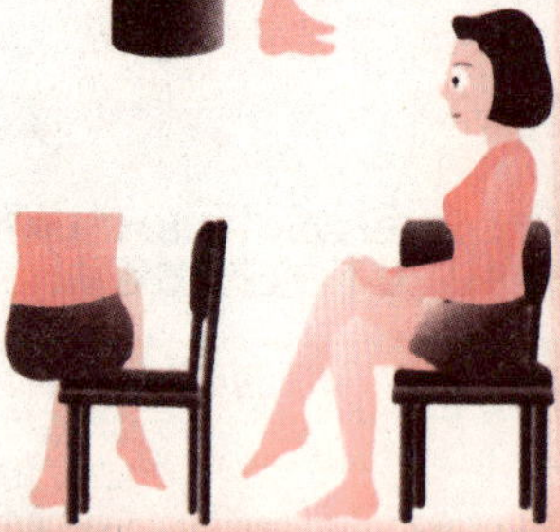

当感到腰部疲劳时

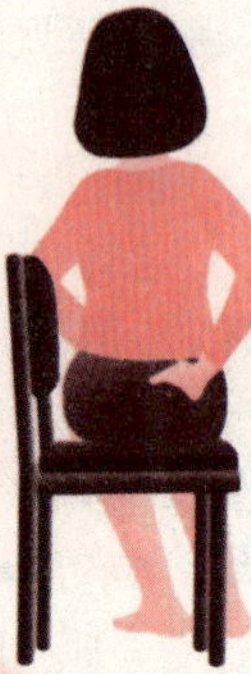

（1）在办公室也可以进行的按摩，每个动作2～5分钟。

坐在椅子上，用拇指用力按压骶骨上方的骨盆部分和大肠俞穴。此外，为了防止疼痛，可先在椅子靠背上垫上围毯，然后再把腰用力靠在椅子靠背上。

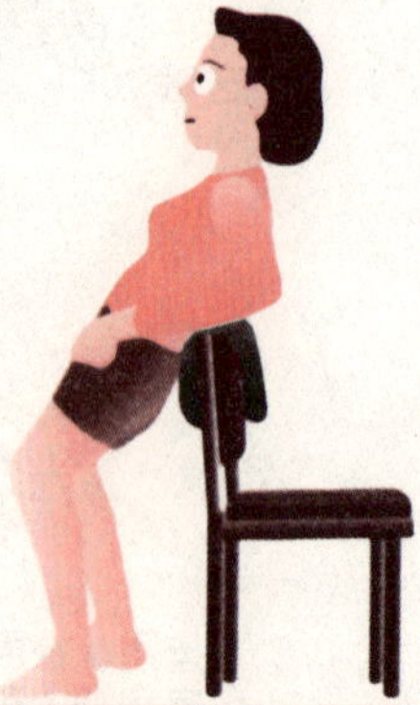

闪腰后

（1）通过腹部实现腰部按摩，每次5分钟。

仰卧，按摩肚脐正上方的水分和肚脐左右两侧的天枢3个穴位。通过按摩腹部松弛肌肉，减轻疼痛。

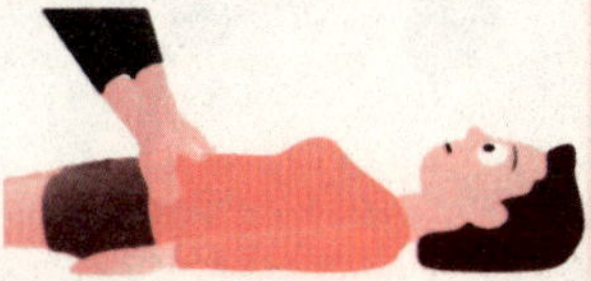

（2）利用椅子靠背进行按摩，每次5分钟。

仅仅通过椅子靠背稍微用力顶压腹部就可以缓解疼痛。为了防止椅子歪倒，可以靠着墙进行按摩。当按摩结束起身时，要一边弯腿一边慢慢起腰。

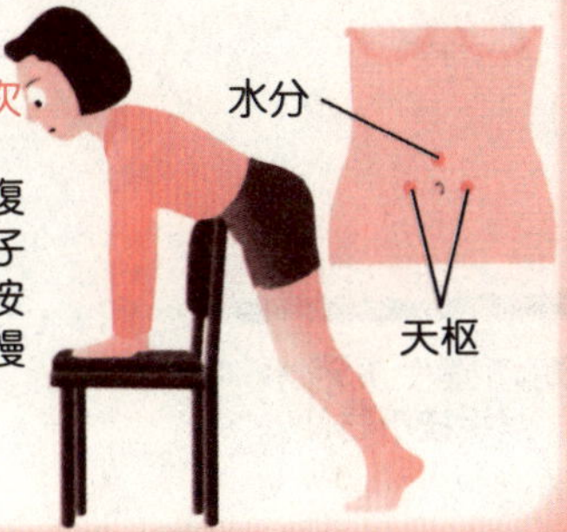

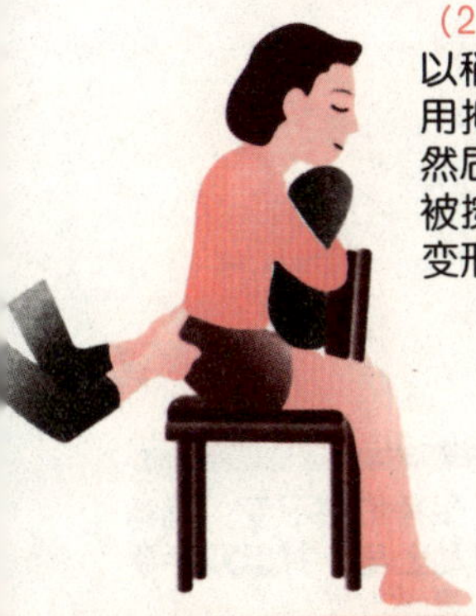

（2）请人帮助按摩，3~5分钟。

以稍微前倾的姿势坐在椅子上，请人同时用拇指用力按压志室、关元俞2个穴位。然后再轻握拳敲打这2个穴位5分钟左右。被按摩的人可以在胸前垫上抱枕防止姿势变形。

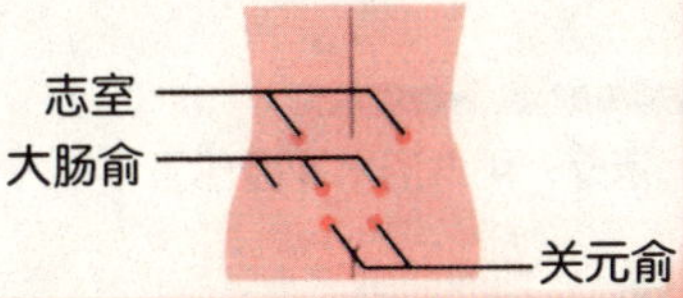

入浴时可以进行的按摩

有效地使用淋浴进行按摩

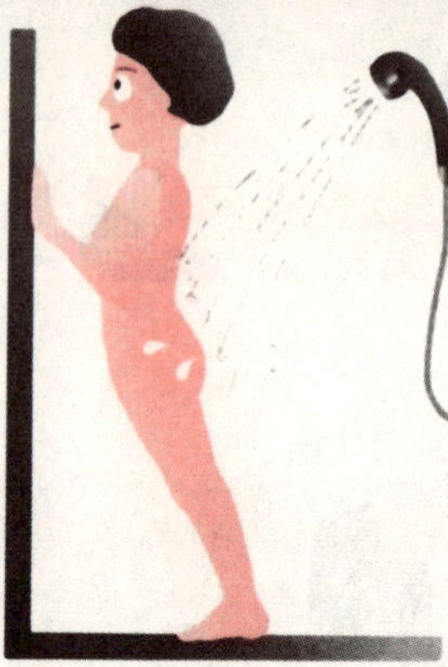

面朝墙壁使淋浴水冲洗腰部，双手扶墙后仰。

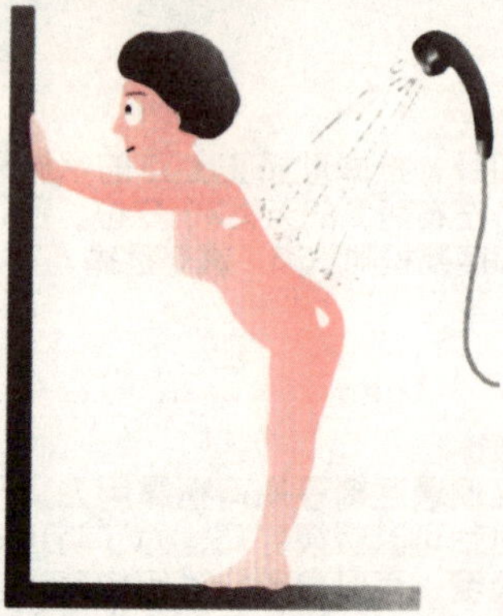

双臂伸直扶墙，向后撅起臀部并伸直腰部。

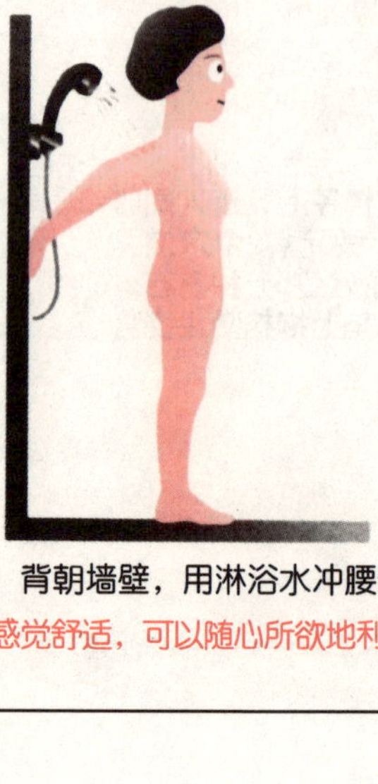

背朝墙壁，用淋浴水冲腰部。

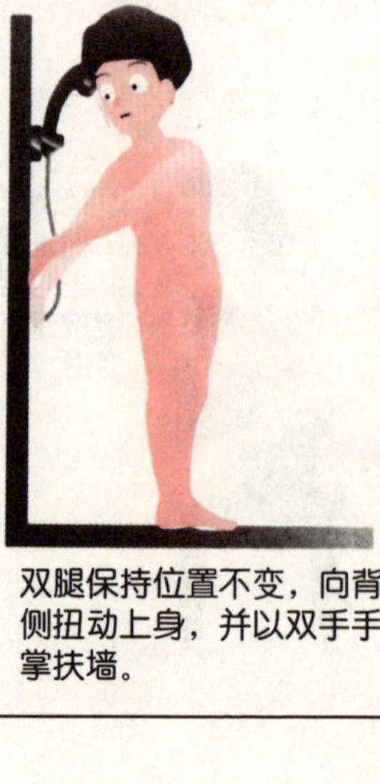

双腿保持位置不变，向背侧扭动上身，并以双手手掌扶墙。

只要感觉舒适，可以随心所欲地利用淋浴来按摩。

在浴盆中进行的按摩

10秒相互交替2次
为一个组合

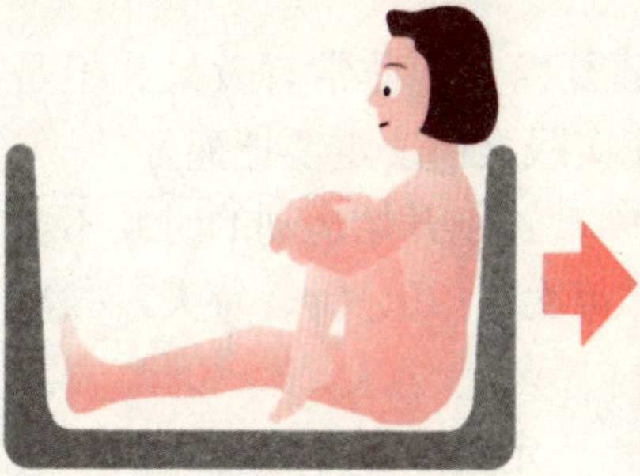

首先，用双手抱左膝，同时伸直腰部，以这个动作静止10秒左右。然后换右腿做同样的动作。

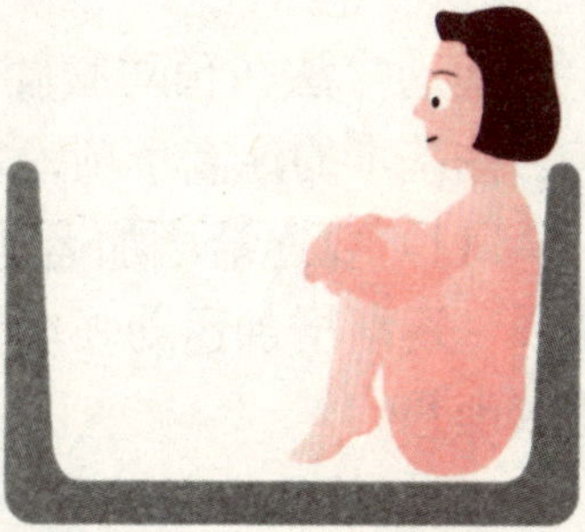

手抱双膝，保持动作10秒左右，这时脚跟上提。

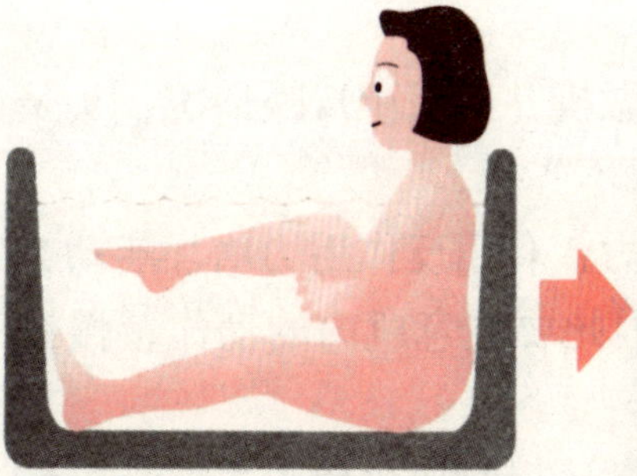

用双手抱起右边大腿保持动作10秒左右，同时尽量伸展臀部和大腿。然后换左腿做同样的动作。

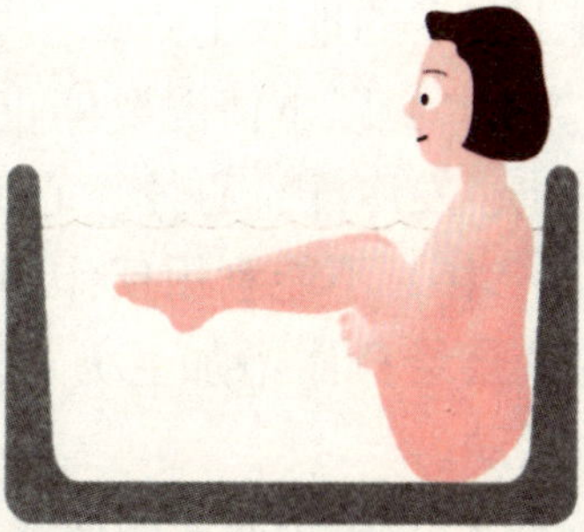

同时抱起双腿，保持动作10秒左右。

锻炼肌肉的体操

做体操前的准备

运动疗法在预防腰膝痛复发方面非常有效果。但是有一些基本的注意事项，在实践之前一定要把握好。

（1）要逐渐增加运动强度：刚开始运动的时候不要勉强，逐渐增加运动强度。每次5～10分钟，每天2～3次比较理想。

（2）热身之前不能做：一定要热身并松弛肌肉后再做。

（3）合适的时间：原则上来说要避开饭前和饭后、入浴前和入浴后。

（4）不要在棉被上做：可以在硬度适中的榻榻米或铺上毯子的地板上做。

（5）以下情况要停止做操并向医生反映情况：头晕呕吐、发冷汗、心悸、心律不齐等。

（6）不能利用反作用力：利用反作用力增加活动力度，会给身体增加受力，因此要注意肌肉的动作，慢慢地活动。

（7）采用腹式呼吸：做体操时要采用腹式呼吸，慢慢做深呼吸。

（8）必须要避免的动作：大幅后仰身体的动作和双腿直立深弯腰动作对腰部的负担很大，绝对不能做。

锻炼容易衰退的腹肌和背肌的体操

锻炼腹肌

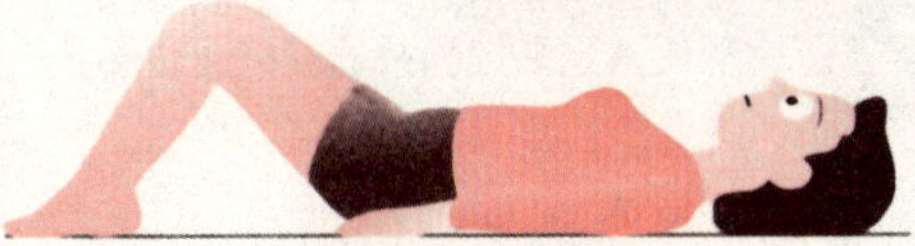

仰卧，支起双腿。

不仅是颈部，从头到腰部要挺直，有被一根棒子支撑的感觉。

尽力伸直双臂，然后起身，即使不能够完全起来，做到可能的角度也行，保持动作5～10秒。

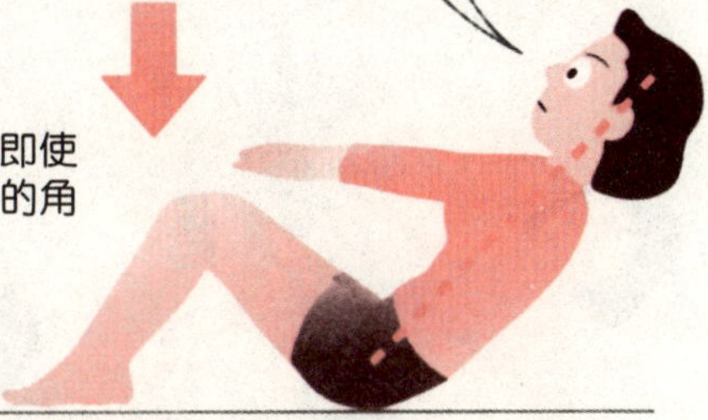

每个组合5～10分钟，每日2～3个组合。

锻炼背肌

俯卧

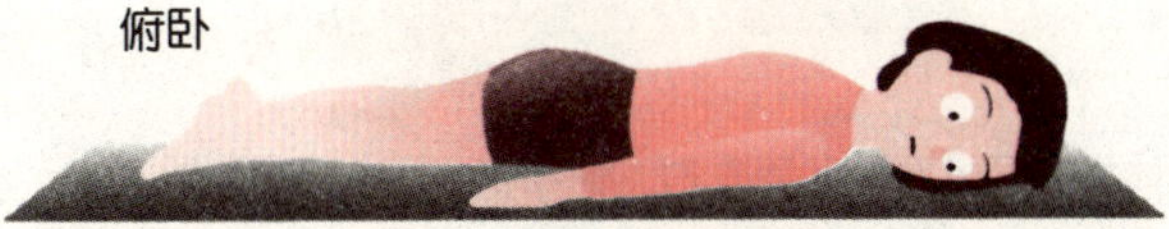

双臂紧贴身体，然后起身，并保持动作5～10秒。

注意腿部不要上翘

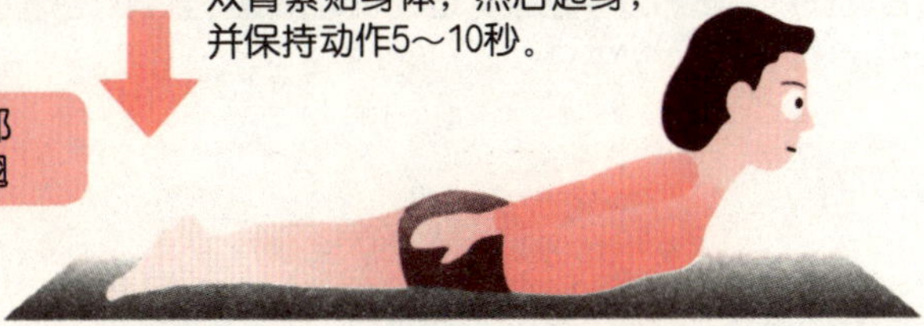

每个组合5～10分钟，每日2～3个组合。

无论哪一个动作都不能使用反作用力猛然使劲。其实，慢动作更有效果。

软化腰和腿部肌肉的体操

○2人进行的扭腰体操　左右各3次

仰卧并打开左右双臂。其中一条腿保持弯曲并扭向另一条腿的外侧，同时向反方向扭头。请伙伴按压肩部使其紧贴地面并适度按压腰部。左右两腿交替进行。（强度较大，适合年轻人）

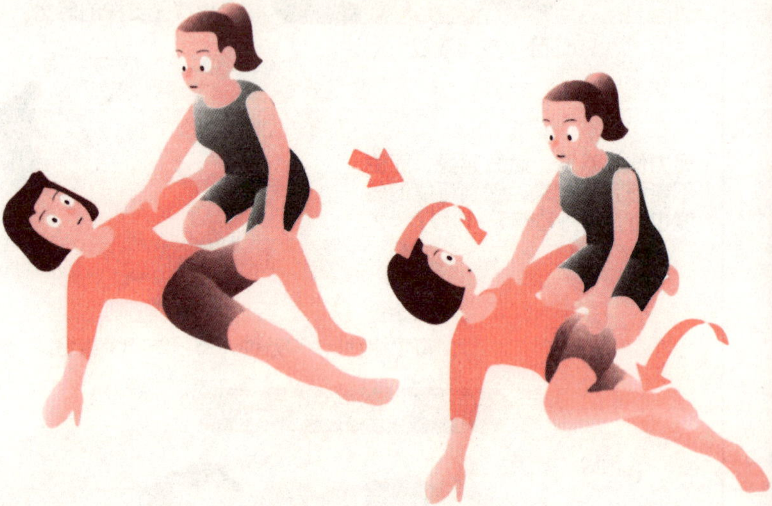

○抱腿屈膝体操　保持动作10秒左右，3~5次

首先仰卧，然后双手抱膝，边吐气边蜷腿，直到背部弯曲呈弧形状态，保持动作10秒左右。（强度较大，适合年轻人）

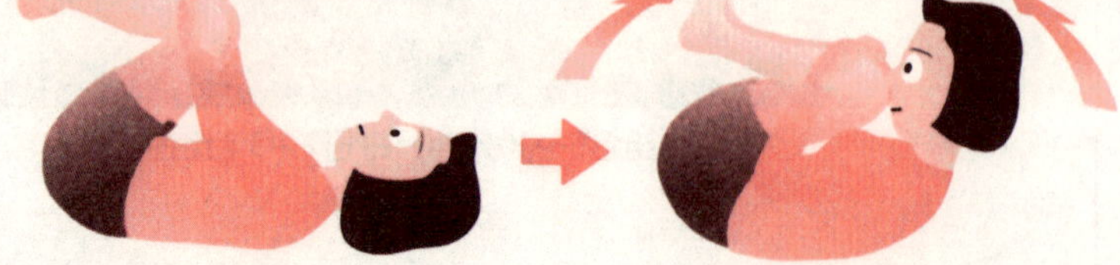

○扭腰体操保持动作　10秒左右，2～3次

首先仰卧，并屈膝抬起双腿，同时打开左右双臂，扭腰并保持双膝合并倒向一侧。保持动作10秒左右。同样的动作左右反复交替。（年老者也要尽量做这个体操）

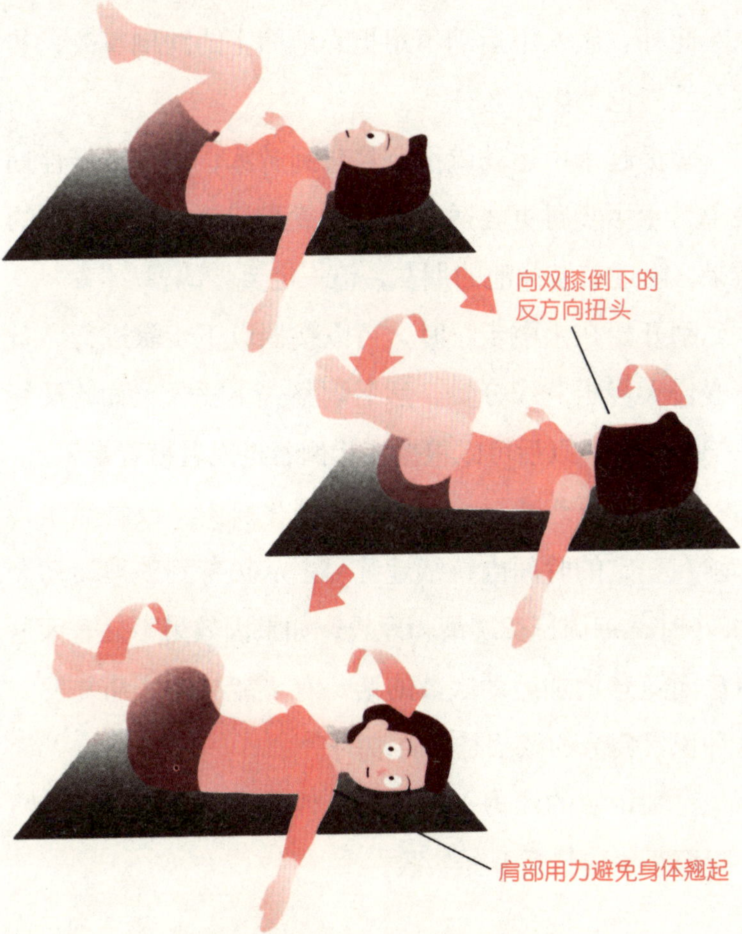

对强化肌肉效果明显的水中步行

水中运动对腰腿肌肉的强化效果十分明显。即使是腰膝痛的患者，由于借助水的浮力，患部负担减轻，可以轻松地进行活动。

此外，做水中运动不用担心地面上的跌倒事故，其安全性高也是优点之一。

一提起水中运动就很容易想到游泳，但是对慢性期来说，水中步行更合适，因为仅靠步行就能得到很好的效果。附近有游泳池的朋友，请一定要尝试。

刚开始在水中步行时，可以按照以下步骤进行。首先慢慢大步走2～3分钟，然后调整一下呼吸，如此反复2～3个回合。以后可以根据症状倒着走或者横着走等。

不过，要想通过水中步行来强化肌肉、改善症状，必须在一定的时间内持续地练习。从热身到整理运动大约2小时，每周1～2次最为理想。如果因效果不显著太过着急而随意增加运动次数的话，有可能导致疼痛复发。这种积累疲劳的做法是不可取的。

对利用水的浮力来提高治疗效果感兴趣的人，不妨在听取医生建议后开始实践。

水中步行的姿势和实践

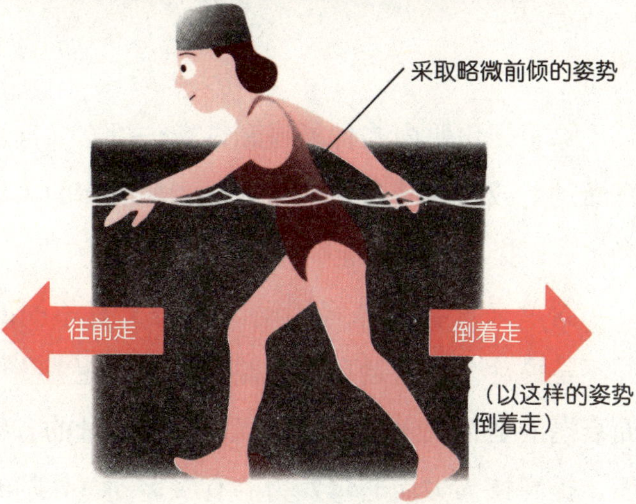

为了减少水压，采取略微前倾的姿势往前走或者倒着走。除此之外还有以下运动。

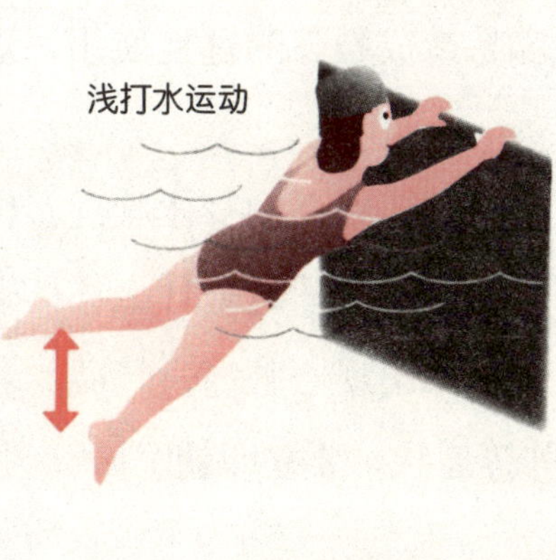

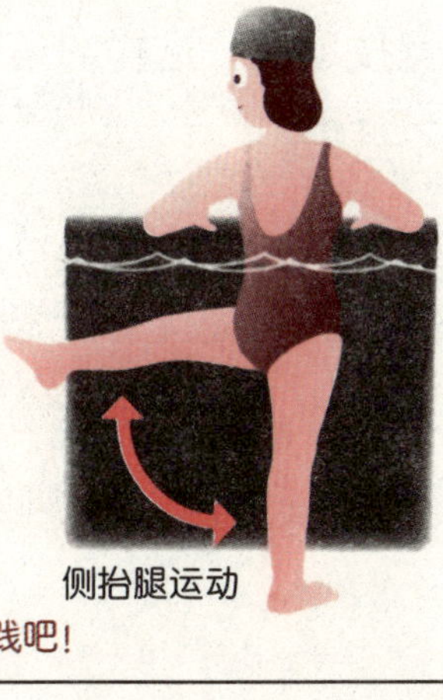

在医生的指导下付诸实践吧！

生活中要积极地进行体育运动

做些能够提高全身功能的运动吧

除了强化肌肉的伸展操和训练，提高全身功能的体育活动对改善腰膝痛也很有作用。腰膝痛的主要原因是老化，而提高全身功能则能够延缓老化。

简单来说都是体育运动，但是又有不同的种类，并不是说什么样的运动都有益。考虑到随着身体的老化而衰退的是把吸入体内的氧气转化为能量的有氧代谢功能，提高持久力而非爆发力的有氧运动（伴随充足的持续呼吸的运动）比较有效。这一类的运动有步行、慢跑、游泳、有氧体操等。体育运动中有和对手竞争得分的竞技项目，这样的运动容易造成腰膝的过度使用，这里不提倡。

在做体育运动之前，必须保证安全的身体状况。因此最好到医院接受诊查，听取建议，看适合什么样的运动。此外，在开始运动后，如果出现心脏痛、气喘、心悸、头晕、头痛、手脚水肿等症状，要立即就医。

对改善症状效果明显的体育运动

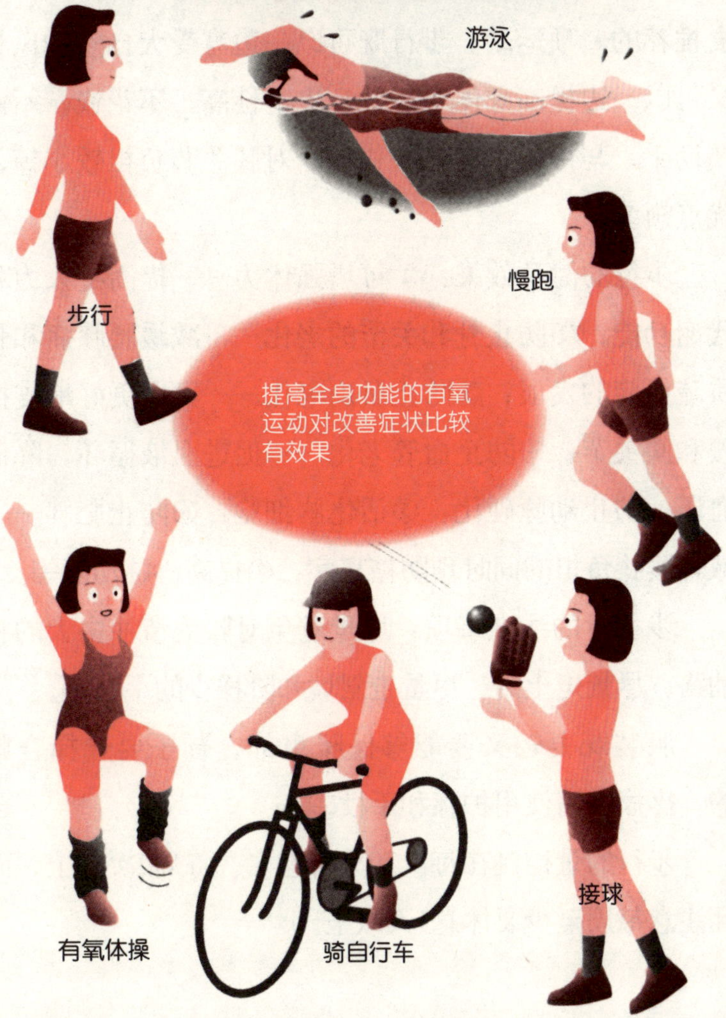

剧烈运动会适得其反。悠闲地按照自己的节奏来运动吧！

步行的效果和注意事项

近来步行非常受人欢迎，步行是值得向腰膝痛的朋友推荐的一项运动。步行既可以一边享受大自然的风景又可以一边提高身体功能并且安全性高，不花钱，不需要助手，与慢跑、马拉松相比，对膝关节负担较小等，优点颇多。

步行的健身效果：①可增强体力——提高持久力和代谢功能；②防止骨和关节的老化——减缓腰膝痛和骨质疏松症的发展；③防止肌肉老化——可以更好地支撑腰和膝关节；④防止血管老化——促进血液循环，降低血压，防止动脉硬化；⑤活化脑细胞；⑥防止肥胖——减轻腰膝负担的同时预防糖尿病；⑦提高心脏功能等。

步行时的注意事项：尽量避免对膝关节冲击大的柏油路，尽量走土路，尽量走斜坡和阶梯少的平路等。

服装既要轻又要能够保暖患部，鞋子要选择合脚的。疼痛时请使用护膝和手杖。

步行的量控制在每次20分钟左右、每周2次以上，而且注意每周至少要休息1天以上。

步行的基本姿势

以正确的姿势轻松地步行吧！

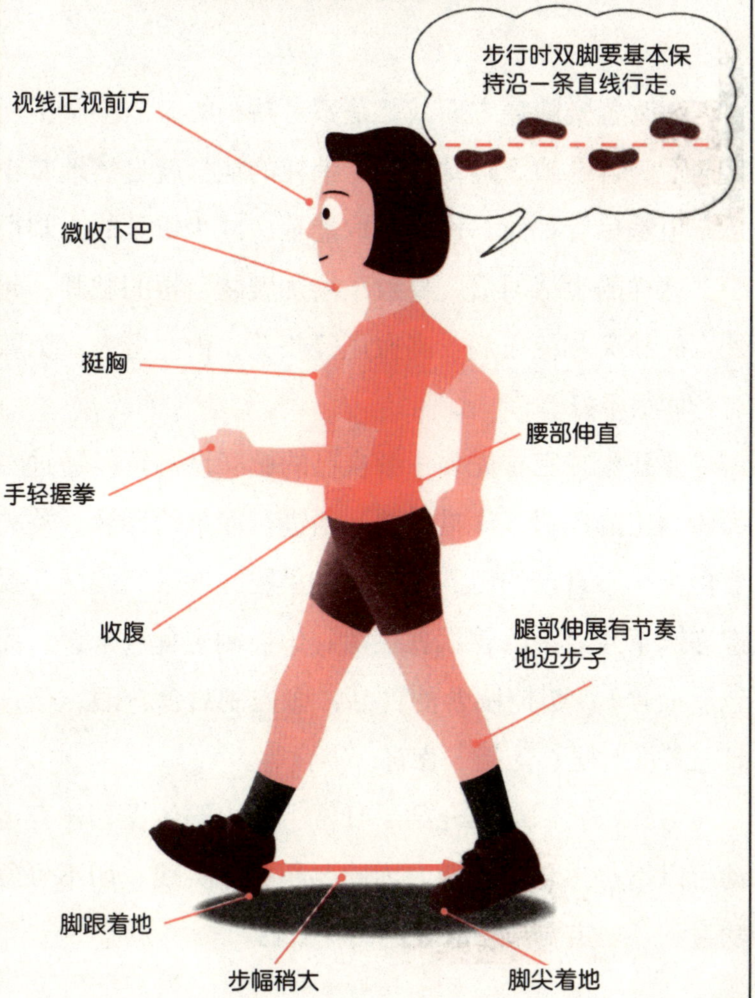

防止肥胖的饮食生活

重新审视我们的饮食

在改善腰膝痛方面减肥是不可缺少的。当腰膝出现疼痛后，容易缺乏运动。因此消耗的能量就自然地减少了，但是尽管如此，调整摄取能量、减少饭量的人却很少。这样的生活习惯就导致了增加腰膝负担的肥胖。此外，肥胖又和糖尿病、高血压等相关，由此看来，肥胖对身体很不好。

要开始减肥首先要了解自己的肥胖度。可以通过右面所列出的BMI（体重指数）法进行简单的计算。首先要把握一下自己的肥胖程度。如果肥胖度较高的话，要遵守以下几点来改善饮食生活。①控制主食（米饭、面包、面食）；②控制含油食品；③控制甜食、酒；④一日三餐准时吃；⑤控制夜宵、零食等。

另外，我们前面介绍了日常生活中的体操和体育运动可以增加热量的消耗，因此要积极地实践。切不可急功近利，一定要循序渐进地实现减肥。

来了解一下你的正常体重和肥胖度吧

正常体重（千克）=身高（米）×身高（米）×22
肥胖度=体重（千克）÷身高（米）÷身高（米）

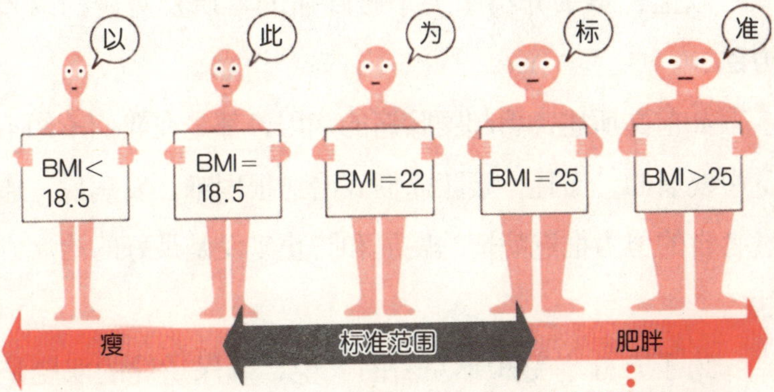

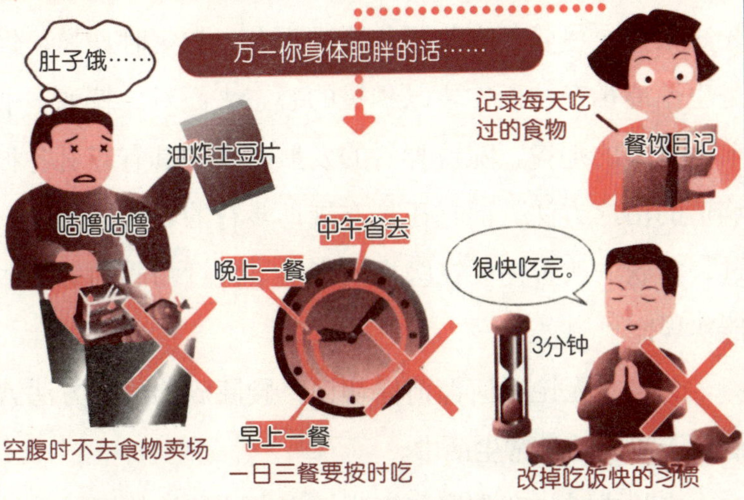

注意以上几点，防止暴食，同时积极地进行运动吧！

不向腰膝痛屈服的决心

不胆怯，以积极的心态来应对

以上，本书介绍了关于腰膝痛的本质及对应的改善方法。

如前文所述，引起腰膝痛的病因，都是在我们不知不觉中发展的。而且，腰膝痛彻底治愈很困难。发病后，通过各自的努力推迟病情的发展和防止复发是最好的治疗方法。

为了充分享受80年左右的人生，确保矫健的双腿是先决条件。尽管每人的腰和腿部都有一颗定时炸弹，但是也不能怕东怕西，要以积极的心态来面对。就如本书前面介绍的那样，随着骨科的发展，目前具有应对各种病情的治疗方法，而且还具有辅助步行的各式器械。不过，症状的改善需要在医生的指导下经过耐心的努力才能实现。

总之，无论如何都请你切记，腰膝痛的治疗方法就潜藏于我们的日常生活中。

戒骄戒躁，在掌握和疼痛打交道的秘诀的同时，一步一步早日回到轻快的生活中。

难解病名及医学用语解释

第1章　首先来了解一下“腰”和“膝”的构造吧

20页　防止膝关节磨损的护甲——关节软骨和半月板

胶原蛋白——构成组织的主要成分，也是纤维状蛋白质之一。由甘氨酸、脯氨酸、羟脯氨酸3种氨基酸构成。

关节液——微微泛黄的透明液体，有黏度，由关节内滑膜分泌。正常膝关节内含有不足1毫升的微量关节液，而出现炎症的话多达30毫升也很常见。这样，便出现关节积水。

新陈代谢——生物摄取能量或者形成自身结构所必需的营养，相反也需要排除不需要的废物。这一连串的流程就是新陈代谢。

第2章　揭开腰痛之谜

44页　慢性腰痛可进一步分为4种类型

化脓菌——代表性的化脓菌有金黄色葡萄球菌和化脓性链球菌两种。引起脊椎炎的主要是金黄色葡萄球菌，感染时伴有剧痛和高热。

转移性恶性肿瘤——恶性肿瘤会通过血管或者淋巴管转移到身体的其他部位。假如罹患容易转移到骨骼的恶性肿瘤，那么转移到脊椎、腰椎的概率很高，容易引起腰痛。

45页　腰部以外的疾病引起的慢性腰痛

子宫内膜炎——形成子宫内膜的组织在子宫以外的部位增生，是不孕的原因之一。子宫以外增生的组织和子宫内膜一样在月经时剥落出血。近期发病率增高，特别多发于30多岁。一般认为主要原因是由于月经时剥落的子宫内膜附着在腹腔内发生增生引起。

子宫肌瘤——子宫内出现的良性肿瘤，会造成月经时间长、出血量增加等月经异常，也可能引起贫血。30岁以上的女性的发病率为20%～40%。有腹部不适感、易流产、不孕等症状。肿瘤有时候有和成年人头部一样大，重症的情况要进行肿瘤或子宫摘除手术。

卵巢肿瘤——卵巢原本几乎和鹌鹑蛋一样大，出现肿瘤会变大从而压迫周围的脏器。会出现腹部、小腹部的不适感、月经痛和性交时的不正常出血等症状。卵巢肿瘤有良性和恶性2种，其中恶性肿瘤在妇科疾病发病率当中仅次于子宫癌。

月经综合征——在月经开始前的7~10天开始到月经开始前后出现的身体和精神上的症状。除了小腹痛、腰痛、肩酸、头痛、乳房痛、便秘等各种症状外，还会出现情绪不安、抑郁等精神症状。

自主神经失调症——由掌管呼吸、循环、消化、吸收、排泄等的交感神经和副交感神经出现紊乱而引起的各种身体症状。

胆囊炎——由细菌或者某种化学物质侵入胆囊而引起的炎症。一般认为是由十二指肠的细菌感染，以及胃部手术引起的胆汁流向异常引起。如果发展为急性化脓性阻塞性胆囊炎，血液中的细菌就会增加导致败血症，有可能致死。

肾盂肾炎——肾脏被细菌感染引起的疾病。一般情况下诱因为肾结石和前列腺炎等。除了腰痛还可能出现发热、血尿、蛋白尿、膀胱炎等症状。

阑尾炎——盲肠的内侧的阑尾发生的细菌性炎症。伴有腹痛、呕吐、37~38℃的发热等症状。可以通过使用抗生素的保守疗法或者阑尾摘除手术来治疗。

尿路结石——尿路出现结石的疾病。根据结石的部位有肾脏结石、尿管结石、膀胱结石等不同的名称。结石是由溶解在尿液中的盐类结晶形成的。根据结石的具体部位，可能会出现小腹剧痛、排尿痛、血尿、尿频等症状。

大动脉瘤——大动脉内壁扩张，压迫周围的组织产生疼痛。如果出现在胸部会有胸痛、下咽障碍、声音嘶哑等症状；出现在腹部就会出现腰痛、腹痛等自觉症状。一般情况下可以通过手术切除改善症状。大部分是由于动脉硬化引起，高血压人群发病率较高。

46页　紧张引起的慢性腰痛

身心症——主要由紧张及心理瓜葛引起的躯体疾病的总称。一般认为是受到不安、不满、嫉妒、自卑、自我意识强烈等心理状况的影响，但是不光是心理问题的原因还有体质、免疫、环境等各种综合原因。出现的躯体疾病中，胃溃疡、大肠炎、荨麻疹、哮喘、高血压等比较多。

48页　与椎间盘老化有密切关系的疾病

纤维环破裂——椎间盘周围被多层纤维环包围着。由于身体后侧的纤维环比起前侧的要薄一些，更容易发生破裂。髓核从这里被弹出，压迫神经根，引起腰痛。

椎间盘老化——椎间盘的老化和伴随年龄增长的

（椎间盘）水分减少有着很大的关系。新生婴儿的椎间盘约含有90%的水分，当超过20岁水分就开始减少，70岁时减少到60%左右。

52页 椎间盘突出引发的疼痛特点

腱反射——指当敲打肌腱外部时，肌肉短暂伸展，然后反射性地发生收缩的现象，用于诊断各种神经疾病。例如，当阿基里斯腱反射迟钝时，一般认为是椎间盘突出引起的第5腰椎和骶骨之间的障碍；敲打髌骨下方的肌腱，反应迟钝时，一般认为第5腰椎上方发生椎间盘突出。

直腿抬高试验阳性——椎间盘突出的特征性症状。是以仰卧姿势直腿高抬的检查，一般情况下相对于地板只能抬到20度～30度。这是由坐骨神经痛导致的。

56页 椎间盘突出的确诊

X线摄影——通过腰部和腿部的X线片反映出的骨骼状况来了解变形程度，尤其是通过骨与骨之前的空隙来了解软骨组织的异常。

血液检查——膝痛中的血液检查，特别是患有慢性风湿性关节炎和痛风时，会出现特征性的结果。慢性风湿性关节炎时，红细胞沉降率高，而且风湿因子阳性。

此外，当组织炎症或者坏死时C-反应蛋白呈阳性。

磁共振——把人体放在磁石或超导体产生的强磁场中，测定氢原子核发出的电磁波，并以此用计算机处理成像的技术。可以清楚地看到X线片CT检查无法显示的脊髓、韧带和半月板的形状。

CT——由于单纯的X线片无法捕捉骨头的重合区域，为解决这一难题而采取的能够拍摄骨头重合区域的断层摄影法和电脑图像处理相结合的检查方法。能够合成并展现立体图像和身体断层图像。

脊髓造影——为了检查X线片无法显示的软骨组织异常，在脊髓、椎间盘、神经根、膝关节等处注入造影剂或空气，然后再拍摄X线片的检查方法。对韧带和半月板损伤的诊断很有帮助。

58页　主要采取保守疗法

牵引——为了改善腰痛症状而进行的牵引有间断牵引和骨盆持续牵引2种类型。间断牵引是以股关节和膝关节微微弯曲的姿势仰卧，然后通过反复调节腰部束腰带的松紧来实现。与之相对，骨盆持续牵引是为了保持椎间盘突出不刺激神经的姿势而采取的安静疗法。一般在医院实施。

60页　重症椎间盘突出需要住院治疗

蛋白酶——这里的蛋白酶是从菠萝中提取的酶，能够分解纤维性蛋白质。利用这个作用来分解突出的髓核。

68页　变形性脊椎病的几种特殊类型

假性滑脱——没有出现椎骨断裂，但是受到椎间关节和椎间盘变形的影响，腰椎出现向前移位。40岁以上的女性多发。除了腰部疼痛，还伴有臀部和腿部的疼痛和麻痹。治疗一般采取保守疗法，但是重症时需要进行脊椎固定和椎弓切除等手术。

强直性脊椎骨肥大增生——和一般的变形性脊椎病相比骨刺形成比较明显，由于增生，上下椎骨长在一起。与此同时，韧带大面积钙化，使整个脊椎的活动受到限制。除了腰和下肢的疼痛，还常看到跛行的症状。

76页　从腰椎断裂到腰椎滑脱

腰椎固定术——在腰椎互相接触的椎体面后方的椎弓等不稳定的部位进行骨移植（从髂骨摘取）的方法。在移植的骨头愈合后可以实现骨头的连接，但是稳定性比较差。

椎弓切除术——为了固定不稳定的腰椎而采取的手

术。通过切除腰椎前方的椎体和后方椎弓的突起部分，解除对椎管的压迫。

第3章 膝痛的原因是什么？

110页 变形性膝关节病的发展

假痛风——即关节软骨钙化症，是由焦磷酸钙结晶附着在膝关节软骨的表面引起的临床表现多样化的关节病。通过X线片可以清楚地看出患部呈白色。除了关节软骨外，也容易出现在半月板和滑膜。因剧烈的疼痛和痛风症状相似而得名。

124页 蔓延全身的关节炎症

免疫系统——免疫是能够区分当体内与生俱来的成分和非己成分，当病毒、细菌等非己异物侵入身体时，对此进行识别、排除的生物反应。免疫系统就是掌管这种功能的机构。

130页 治疗的两大方案——保守疗法和手术

抗风湿药——是以防止风湿症状恶化过程中关节的破坏为目的的药物。不仅可以镇痛，而且具有消除病因的作用。药效的产生需要数月的时间。根据种类的不同，有时会产生肠胃伤害、皮肤伤害、造血功能障碍等不良反应。